BERND A. MERTZ

DAS HANDBUCH DER ASTROMEDIZIN

Meine Gesundheit im Horoskop

WILHELM HEYNE VERLAG
MÜNCHEN

HEYNE RATGEBER
08/5032

Genehmigte Taschenbuchausgabe
im Wilhelm Heyne Verlag GmbH & Co. KG, München
Printed in Germany 1995
Umschlaggestaltung: Atelier Adolf Bachmann, Reischach
Satz: Schaber Satz- und Datentechnik, Wels
Druck und Bindung: Presse-Druck, Augsburg

ISBN 3-453-08737-2

Inhalt

Die wichtigsten Zeichen und Symbole in der Astrologie

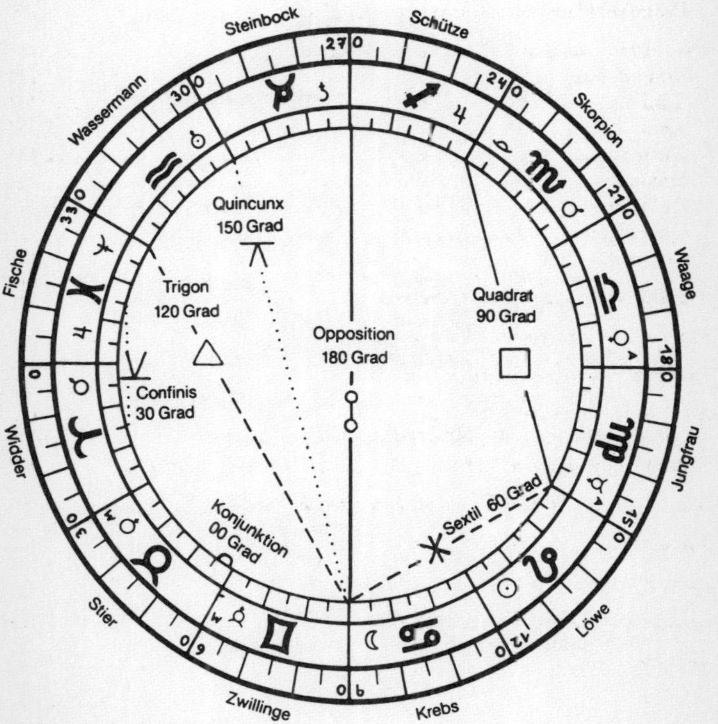

Abbildung 1

AS = Aszendent
D = Deszendent
M = MC = Himmelsmitte
I = IC = Himmelstiefe

Häuser-Bezeichnungen:
I, IV, VII, X = Eckhäuser
2, 5, 8, 11 = feste Häuser
3, 6, 9, 12 = angleichende Häuser

I, 5, 9 = persönliche Häuser
3, 6, X = stoffliche Häuser
3, VII, 11 = geistige Häuser
IV, 8, 12 = seelische Häuser

Aspekte:

Konjunktion	= 00 Grad	= ☌
Sextil	= 60 Grad	= ⚹
Quadrat	= 90 Grad	= □
Trigon	= 120 Grad	= △
Opposition	= 180 Grad	= ☍
Confinis	= 30 Grad	= ⚺
Quincunx	= 150 Grad	= ⚻

Gestirne:

Sonne	= ☉
Mond	= ☽
Merkur	= ☿
Venus	= ♀
Mars	= ♂
Jupiter	= ♃
Saturn	= ♄
Uranus	= ♅
Neptun	= ♆
Pluto	= ♇

Pr = progressiv
Sb = Sonnenbogen } nur bei Jahreshoroskopen
Tr = Transit

Wozu dieses Buch?

Zwei Zitate sollen diese Frage fürs erste beantworten helfen:

»Unwissend ist der Arzt, der nichts von Astrologie versteht! Der Anteil, den die Sternkunde an der Heilkunde hat, ist nicht ein recht kleiner, sondern ein sehr großer.«

Diese Worte werden HIPPOKRATES, dem berühmtesten Arzt des Altertums (um 400 vor Christus), zugeschrieben.

Zweites Zitat: »Ein Arzt, der nichts von Astrologie versteht, ist eher ein Narr zu nennen denn ein Arzt.«

Diese Worte stammen von dem nicht weniger bekannten PARACELSUS (THEOPHRASTUS BOMBASTUS VON HOHENHEIM, 1493 bis 1541), der als Erneuerer der Medizin gilt.

Es ließen sich aber ebensogut moderne Ärzte zitieren, denn weitaus mehr promovierte Mediziner, als man annehmen möchte, behandeln unter anderem mit Hilfe des Horoskops, oft ohne daß der Patient etwas davon weiß.

Die Verbindung von Medizin und Astrologie ist nicht nur uralt, sondern sie besteht ununterbrochen von der Antike bis in die Gegenwart. Heute allerdings gedeiht diese Wechselbeziehung eher im verborgenen, da die Astrologie von den Naturwissenschaften (oder den sogenannten exakten, »messenden« Wissenschaften) strikt abgelehnt wird, obwohl auch die Medizin nicht allein eine exakte naturwissenschaftliche

Disziplin ist. Diese Erkenntnis setzt sich allerdings erst langsam – dafür aber immer nachhaltiger – durch. Viele Ärzte lassen von ihrem Blick in die Geburtsbilder ihrer Patienten vorsichtshalber nichts verlauten, um nicht als unseriös angesehen zu werden.

Aus eigener Erfahrung kann ich bestätigen, daß der Blick ins Horoskop eine Heilung herbeizuführen hilft. Er vermag die Diagnostik zu erleichtern und die richtige Therapie herauszufinden.

Doch damit kommen wir zu einer wichtigen Einschränkung: Die *Astromedizin* (wie der Begriff im populären Sprachgebrauch heißt) *kann* helfen, gesund zu werden, allein vermag es sie dies sicherlich nicht zu bewirken. Regeln aus dem Mittelalter, die etwa besagen »Wenn der Saturn am Aszendent steht, haben wir es unweigerlich mit einer Totgeburt zu tun«, sind heute keinesfalls mehr zu vertreten. Warum? Weil gerade auf dem Gebiet der Medizin ungeheure wissenschaftliche und therapeutische Fortschritte erzielt worden sind, die die Lebenserwartung und die Heilchancen vervielfacht haben, aber für Volksglauben und Pauschalurteile keinen Raum mehr lassen. Deshalb ist es wichtig, das Kapitel *»Astromedizin«* neu zu schreiben und den Begriff neu zu definieren.

Noch wichtiger ist es aber, darauf hinzuweisen, daß ein Astrologe weder behandeln noch auch nur medizinisch beraten darf, wenn er nicht gleichzeitig Heilkundiger – also Arzt oder erfahrener Heilpraktiker – ist. Der solide ausgebildete Mediziner ist immer zuerst zu konsultieren. Seine Ratschläge oder Anweisungen sind – besonders bei Notfällen und akuten Erkrankungen – vorrangig zu bedenken und zu befolgen.

Dieses Buch gibt folglich auch keine Anweisungen, wie eine Krankheit zu behandeln ist.

Ja, wozu dann dieses Buch?

Dafür gibt es viele gute Gründe. Mein – inzwischen leider

in hohem Alter verstorbener – behandelnder Arzt, Dr. Dr. SCHWARZ aus Bad Wörishofen, erstellte Jahrzehnte hindurch stets ein Horoskop von seinen Patienten. Er hat unzähligen Kranken (auch mir) mit Erfolg zur Heilung verholfen, und er war es, der mich dabei in die Astromedizin einführte. Er sagte: »Wer etwas von Astromedizin versteht, der kann seine gesundheitlichen Gefahrenmomente klarer erkennen, denn die Kette reißt ja immer am schwächsten Glied. Er kann vorbeugend etwas tun, er vermag sich bei gefährlichen Krisen in puncto Gesundheit besser einzustellen, und vor allem bekommt dieser Patient ein Verständnis für seine Krankheit, das zur Heilung der Seele, die an jeder Krankheit mitbeteiligt ist, gewaltig beiträgt.«

Dr. Dr. Schwarz, ein sehr gläubiger Mensch, war der Überzeugung: »Wenn eine Medizin heilt, so liegt dies allein am Wohlwollen Gottes, das sich aber der Patient durch aktiven Heilwillen erdienen muß. Letzteres gelingt kaum, wenn er nicht den tieferen Sinn einer Krankheit versteht, und hierfür ist die Astromedizin der einzig richtige Wegweiser.«

So rücke ich in diesem Buch auch die *Gesundheit* in den Vordergrund – nicht die Therapie von Krankheiten. Jeder Kranke muß den Heilungsprozeß selbst vorantreiben, und dabei werden ihm astromedizinische Kenntnisse immer von großem Nutzen sein.

Die Astromedizin vermag Krisensituationen anzuzeigen und zu klären. Sie hilft, die seelischen Ursachen einer Erkrankung leichter zu erkennen, indem sie die psychosomatischen Zusammenhänge erhellt. Sie macht auf individuelle Schwachpunkte und die sich daraus ergebenden Konsequenzen für die Gesundheit aufmerksam. Die Astromedizin vermittelt die inneren Zusammenhänge einer Krankheit, so daß der Betroffene besser mit ihr umgehen kann.

Darum dieses Buch.

Es verbindet uralte Erkenntnisse der Astromedizin mit den praktischen Erfahrungen moderner Ärzte, die der Überzeugung sind, daß das astrologische Wissen der Gesundheit dient und die Heilung unterstützt.

Auch der Laie wird sich dieses Wissen leicht aneignen können. Empfohlen sei ihm als Einführung in die astrologische Disziplin auch mein im selben Verlag erschienenes Buch *Das Grundwissen der Astrologie*.

Für Heilkundige ist astrologisches Wissen von besonderem Gewinn, weil es auf grundlegende Zusammenhänge, etwa zwischen Astromedizin und Homöopathie, hinweist, und vor allem über die Bestimmung des individuellen Substanzpunktes und der Konstellation der Häuser hilft, die seelischen Ursachen für eine Krankheit zu erkennen. Der Heilkundige wird schneller das der Krankheit zugrunde liegende Problem diagnostizieren und die Persönlichkeit des Patienten erfassen können. Er ist leichter imstande, eine Abhängigkeit von Alkohol oder Medikamenten zu erkennen, auch wenn der Patient sein Suchtverhalten nicht einzugestehen vermag. Hier verhilft das Geburtsbild, aber auch das Jahreshoroskop schnell zu tieferen und so gut wie immer richtigen Einsichten. Es ist zwar nicht so, daß die Sterne einen naturwissenschaftlich meßbaren Einfluß auf den Menschen ausüben (Ausnahmen, etwa Mondphasen, bestätigen die Regel), aber sie zeigen seine Veranlagungen und vor allem seine Lebensrhythmen an. Sind letztere gestört, aus welchem Grund auch immer, so ist die Gesundheit gefährdet.

Astrologie und Medizin

Die Astrologie ist rund 6000 Jahre alt, die Einbeziehung der Medizin in diese Himmelskunde geschah vor rund 3000 Jahren. Und doch: Wer sich heute mit der Astromedizin beschäftigt, betritt überwiegend Neuland. Wenige Überlieferungen sind vorhanden, die Literatur zu diesem Thema ist verhältnismäßig mager und meist überholt. Das Psychologische und das Psychosomatische wurde, bis auf wenige Ausnahmen, stets ausgeklammert.

Wie fing es an?

Beobachtung und Auswertung standen am Anfang der Himmelslogik. Der Mensch verglich, was er am Himmel sah, mit dem, was sich auf der Erde tat. All dies wurde allmählich immer mehr auf den Menschen bezogen, auf seine Geburt, sein Leben, seine Gesundheit. Zunächst mag noch nicht begriffen worden sein, daß Gesundheit in erster Linie eine seelische Frage ist, was heute zunehmend anerkannt wird.

Was kränkt – macht krank, das hat sich (endlich!) herumgesprochen. Einst war die körperliche Gesundheit Voraussetzung für das Überleben. Der unwissende Mensch lernte vom Himmel, von den Pflanzen, von den Tieren, die für ihn Gottkräfte besaßen. So entwickelte sich eine Medizin, die ganz naturverbunden war und die mit dem Himmel unmittelbar zusammenhing.

Die Seele wurde erst später entdeckt, aber schon die Griechen wußten um die Urerfahrungen, die in unseren Seelen leben. Sie wußten auch, daß zwar nicht jede Krankheit der Seele entspringt, aber daß jede Krankheit doch auch seelisch bedingt ist.

Gegen eine Infektion ist niemand gefeit, nicht einmal, wenn er dagegen geimpft wurde. Allerdings ist es immer noch ein großer Unterschied, ob sich bei einer Grippeepidemie ein seelisch ausgeglichener Mensch oder ein seelisch labiler Mensch im selben Zugabteil mit anderen Erkältungskranken befindet. Derjenige mit der ausgeglichenen Seelenverfassung, der vielleicht auch noch ein wichtiges Ziel anvisiert, bleibt wahrscheinlich gesund, während sich der andere mit fast absoluter Sicherheit ansteckt.

Manche versuchen unbewußt, mit Hilfe einer Krankheit vor Tagesproblemen zu flüchten. Eine Lösung erreichen sie jedoch dadurch nicht. Diese wird bestenfalls aufgeschoben, und die Probleme stellen sich später dafür um so dringender. Auch wollen viele Kranke gar nicht genesen. Wer versucht, sich immer wieder vor seiner Arbeit oder seinen Pflichten zu drücken, neigt auf die Dauer gesehen zur Krankheit.

Das mag der Verstand noch so belächeln, die Seele vergißt solche Vorgänge nicht. Die Statistik beweist, daß selbständige oder ehrgeizige Menschen viel weniger, und wenn, leichter erkranken als diejenigen, die es sich möglichst bequem machen wollen. Dies zeigt, wie sehr es auf die Gesamteinstellung ankommt, ob die inneren Heilkräfte mobilisiert werden können. Hier hilft astromedizinische Kenntnis oft erstaunlich weiter, weil sie etwas zu enthüllen vermag, was die Betroffenen schwer ohne Hilfe erkennen können.

Als die Astromedizin begründet wurde, war dies sicher

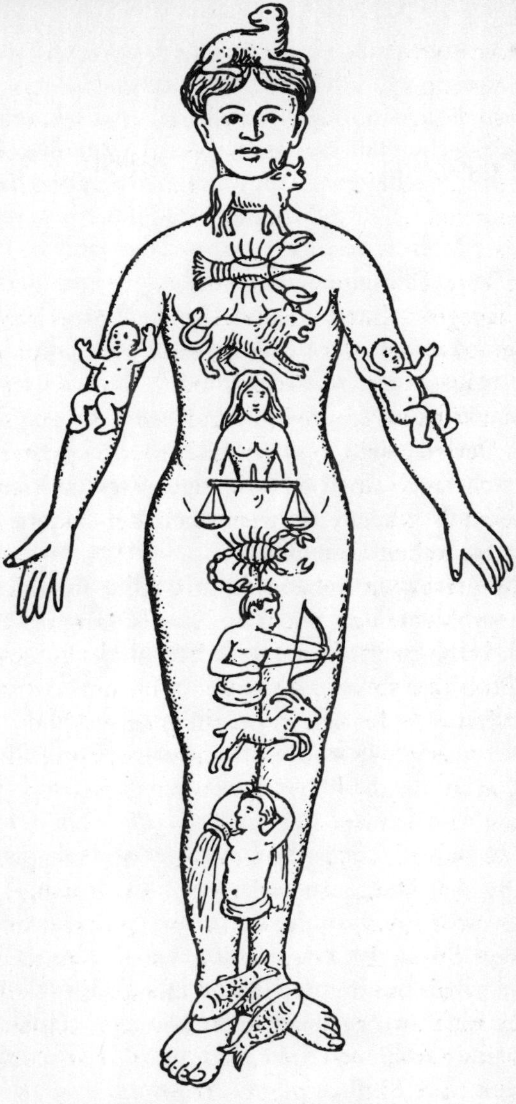

Abbildung 2: Tierkreiszeichenfrau

noch nicht so bekannt, denn zuerst wurden die Zusammenhänge zwischen Himmel und Erde ergründet.

Über die Beobachtung entdeckte der Mensch den Anfang des astrologischen Jahres, nämlich den Tag, an dem im Frühjahr Tag und Nacht gleich lang sind. Astrologisch heißt dies: Gelangt die Sonne zum Punkt 00 Grad des Abschnitts Widder unseres Meßkreises, dann beginnt das Jahr. Der Mensch nun, der sich vollkommen mit dem Kosmos identifizierte, sah sich als Kind der Sonne, damit abhängig vom scheinbaren Jahressonnenumlauf. Da der Sonnenweg des Jahres in zwölf Abschnitte gegliedert wurde, teilte der Mensch dementsprechend seinen Körper in zwölf Regionen ein.

Die Sonne wird also – auf das Jahr gesehen – im Abschnitt Widder geboren. Übertragen auf den Menschen folgte daraus, daß der Kopf, mit dem voran er in der Regel geboren wird, dem Abschnitt Widder gleichzusetzen ist.

Der Hals ist dem Abschnitt Stier zugeordnet worden; die Atmung und die Hände dem Abschnitt Zwillinge und in der Folge so weiter, wie wir es gleich genauer beschreiben werden.

Das Seltsame und gleichzeitig Großartige ist, daß die Praxis durch Jahrtausende beweist, wie sehr dieses einfache System der Einteilung der Körperregionen zutrifft. Die Färbungen der Sonne wurden auf alle anderen *Planeten* übertragen. Wandelten sie durch den Abschnitt Stier, so bekamen sie eine venushafte Färbung, wandelten sie durch den Abschnitt Steinbock, war ihre Färbung saturnisch. Die Planeten stellen in der Astrologie die Hauptkräfte der Menschen dar, die jeweils in einer bestimmten Färbung im Horoskop stehen und so anzeigen, wie sich eine Kraft präsentiert. In der Astromedizin sind die Planeten die Anzeiger für Gesundheitsgefährdungen. Die Zeichen oder Abschnitte, in denen sie stehen, geben Auskunft darüber, welche körperlichen Regionen anfällig für Krankheiten sind. Da in der Regel alle Planeten in einem Aspekt (Anblick) zu anderen Planeten stehen, müssen auch die Aspektplaneten in unsere Überlegungen einbezogen werden. Es ist wichtig zu unterscheiden, ob Kräfte isoliert auftreten, oder ob sie mit anderen, ebenfalls genau zu identifizierenden Kräften verbunden sind. All dies trifft auch auf die Astromedizin zu. Die Gesundheitsgefährdungen können abgemindert oder verschärft auftreten, was durch die Aspekte gut zu erkennen ist.

Die *Häuser* zeigen in der Astrologie an, wo und in welchem Lebensraum sich die Kräfte mit ihren Färbungen und Bindungen auswirken. Das gleiche gilt für die Astromedizin. Hier wird geprüft, welcher der zwölf Lebensräume für Gesundheitskrisen, aber auch für Heilkräfte von Bedeutung ist.

Die Astrologie mit ihren vier Ausgangspunkten ist also auch maßgebend für die Astromedizin:

1. Die *Planeten* stellen die Kräfte dar – astromedizinisch die Anzeiger für Gesundheitsgefährdungen.
2. Die *Stellung in den Tierkreisabschnitten* zeigt die Färbung der Kräfte an – astromedizinisch die betreffenden Körperregionen.
3. Die *Aspekte* geben Auskunft über die Kraftverbindungen – auch im astromedizinischen Sinn.
4. Die *Häuser* lassen erkennen, welche Lebens- oder Interessengebiete betroffen sind – astromedizinisch, aus welchem Lebens- oder Interessenbereich die Gesundheitsgefährdungen zu erwarten sind.

Bleiben noch die *Schicksalspunkte*, die gerade für die Astromedizin von enormer Wichtigkeit sind. Hier ist in erster Linie der sogenannte *Substanzpunkt* zu nennen.

In dieser Reihenfolge werde ich, möglichst praxisnah, die Astromedizin erläutern. Vorab sei allerdings eine Warnung deutlich ausgesprochen: Nicht jeder Aspekt, nicht jede Stellung, nicht jeder sogenannte »böse« Planet zeigt Krankheiten an! Auch die Erbanlage spielt eine Rolle, genauso wie die Gesundheitsvorbeugung und die Ausgeglichenheit der Seele. Nicht alle sogenannten »Krankheitsorte« haben wirklich einen Bezug zu Krankheiten; oft wird hier besonders das sechste Haus genannt, was so einfach nicht stimmt.

Schon gar nicht ist es der alte Lebensbedeuter, der Hyleg (er galt als Lebens- und Kraftspender; beim Mann die Sonne, bei der Frau der Mond – allerdings nur unter bestimmten Voraussetzungen). Ihn sollte man rasch vergessen.

Der größte Fehler liegt jedoch darin, sogenannte überlieferte astrologische Konstellationen als feststehende Ereignisse zu interpretieren, und damit die Psychologie zu vernachlässigen. Die Astromedizin steht im Dienst der Heilung. Das bedeutet, daß sie die Hoffnung des Kranken *nie* erstickt. Grundsätzlich hat jeder die Wahl, eine Chance, die sein Horoskop zeigt, zu nutzen oder sich fatalistisch treiben zu lassen. Jeder vermag mit Kenntnis astrologischer Fakten und mit ärztlicher Hilfe den richtigen Weg aus einer bedrohlichen Lage herauszufinden.

Erkrankungen entstehen, seelisch betrachtet, wenn der Mensch seine Mitte, seinen inneren Lebensrhythmus, verloren hat. Von außen sieht man dem Menschen diesen Verlust kaum an. Viele geben sich so, als wäre alles in Ordnung. Dieses Rollenspiel setzen einige dann beim Arzt fort. Sie zeigen sich fassungslos, daß gerade sie von einer heimtückischen Krankheit betroffen sind, und dabei bräuchten sie nur *sich* zu befragen. Zugegeben, die Antwort finden sie kaum ohne den Beistand eines Psychologen, eines Priesters, eines Lebensberaters oder aber eines Astrologen. Und dieser wäre gut gerüstet, weil er anhand des Geburtsbildes die Antwort in der Regel schneller und tiefergehend als die anderen findet.

Deswegen ist die Astromedizin so wichtig: Sie vermag Belastungen frühzeitig aufzudecken. Sie wird in der Krise schon auf den Weg hinweisen, den die Seele gehen muß, während der Arzt den Körper heilt.

PARACELSUS hatte einst zwei Krankheiten unterschieden: eine käme aus den Gestirnen, eine aus den Elementen. Deswegen, so folgerte er richtig, wären auch zwei Arzneien notwendig. Es gilt, so schrieb er: »... daß der Arzt den Unterschied wisse und *erkenne*, auf daß er nicht die siderische Krankheit mit den elementischen Arzneien angreife«. Die siderische Krankheit ist die seelisch bedingte Krankheit. Auf dem Gebiet der siderischen Krankheit vermag der Astrologe zu helfen, während die elementäre Krankheit immer den geschulten Medizinern überlassen werden muß. Da meist beide Krankheiten miteinander verknüpft sind, wäre es ideal, wenn der Arzt mit einem Astrologen zusammenarbeitete.

Wer auf seine Seele nicht hört, ihre Sprache (etwa die der Träume) nicht zur Kenntnis nimmt, muß damit rechnen, daß sich die Seele auf andere Art Gehör verschafft – meist über den Weg einer Erkrankung. Wer sich gegenüber der Sprache der Seele taub stellt, wird schwer zu ringen haben, wieder gesund zu werden. Wird er gesund, droht schnell eine neue körperliche Belastung. Die Krankheit vermag am eindringlichsten den Menschen zu seiner Seele zurückzuführen. Manchmal eröffnet erst eine Krankheit neue Entwicklungsschritte. Krankheit ist immer auch Möglichkeit zu einer Besinnung. Besonders für diejenigen, die die Vorzeichen nicht beachtet haben. Doch gibt es keine Erkrankung, die ohne Omen ausbricht. Und diese wiederum sind oft am besten über das Horoskop auszumachen.

Tiefes Wissen um astromedizinische Erkenntnisse verrät uns der Dichter JOHANN WOLFGANG VON GOETHE. Über seine Geburt schreibt er:

»Am 28. August 1749, mittags mit dem Glockenschlage zwölf, kam ich in Frankfurt am Main auf die Welt. Die Konstellation war glücklich: die Sonne stand im Zeichen Jungfrau und kulminierte für den Tag; Jupiter und Venus blickten sich freundlich an, Merkur nicht widerwärtig, Saturn und Mars verhielten sich gleichgültig; nur der Mond, der soeben voll war, übte die Kraft seines Gegenscheines um so mehr, als zugleich seine Planetenstunde eingetreten war. Er widersetzte sich daher meiner Geburt, die nicht eher erfolgen konnte, als bis diese Stunde vorübergegangen.«

Die Sonne kulminierte für den Tag, das heißt, sie stand direkt an der Himmelsmitte, also am MC. Jupiter und Venus, schreibt Goethe, blickten sich freundlich an. Damals gab es offenbar bereits die Ansicht, daß eine Opposition nicht unbedingt ein negativer Aspekt sei. Merkur nicht widerwärtig, schreibt er weiter; das Quadrat zum Pluto konnte er nicht kennen. Pluto war noch nicht entdeckt worden. Saturn und Mars, heißt es dann, verhielten sich gleichgültig. Das Quadrat Mars/Venus ist ja nur ein rechnerisches Quadrat, von den Elementen her hat dieses Quadrat Trigon-Charakter. Dieser Unterschied ist sehr wichtig. Er tritt immer dann auf, wenn die Aspekte zwar rechnerisch korrekt sind, aber von den Elementen her nicht stimmen. Mars und Venus stehen je in einem Erdelement. Gleiche Elemente haben aber eine Trigon-Verbindung, folglich einen Abstand von 120 Grad. Stände Venus in der Waage, wäre das Quadrat auch von den Elementen her korrekt, da sich Erde (Mars in Steinbock) und Luft (Waage) von den Elementen her gesehen eher »feindlich« verhalten. Goethe wußte dies wohl. Zum Saturn äußerte er, daß sich dieser gleichgültig verhalte, denn Goethe kannte die Stellung des Uranus nicht. So sah er nur das Trigon von Saturn und Mond, beide im Wasserelement stehend.

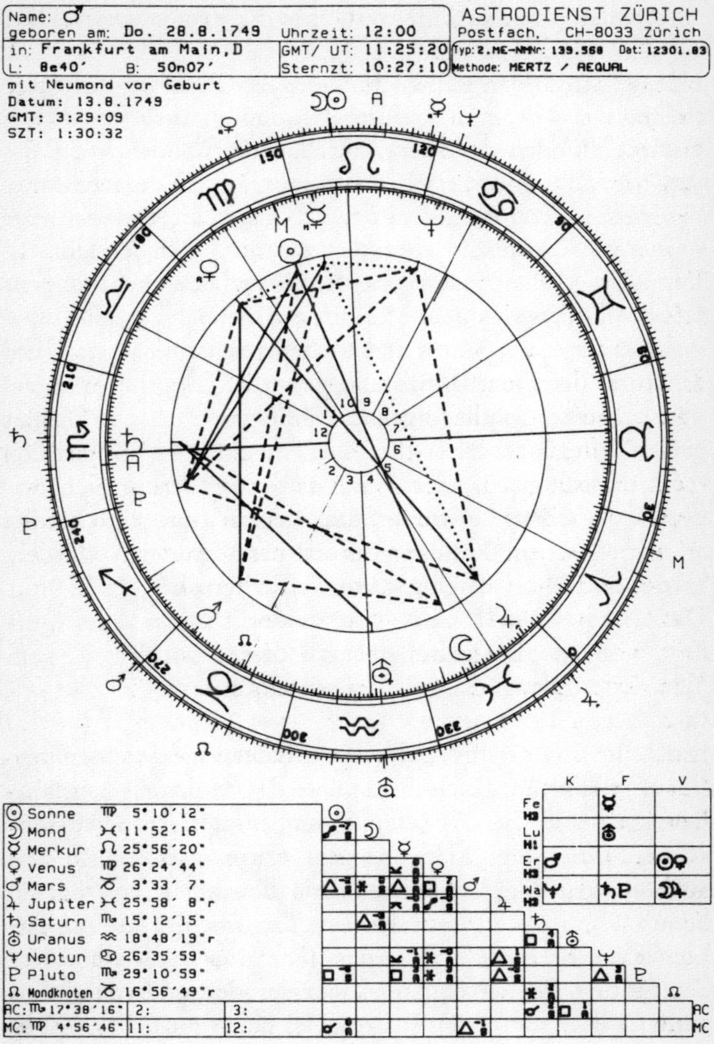

Abbildung3: Horoskop Johann Wolfgang von Goethe

Aber den Mond beachtete Goethe sehr – vor allem in bezug auf seine Planetenstunde.

Einst wurde den sieben traditionellen Planeten nicht nur ein Tag der Woche zugeschrieben, sondern auch jeweils bestimmte Stunden des Tages, die Planetenstunden. Die Zählung begann immer um sechs Uhr morgens. Die erste Stunde gehörte dem Planeten, dem der Tag zugeschrieben war. Am Sonntag gehörte also die Stunde von sechs bis sieben Uhr der Sonne, am Montag gehörte sie dem Mond, am Dienstag dem Mars, am Mittwoch dem Merkur, am Donnerstag dem Jupiter, am Freitag der Venus und am Samstag dem Saturn. Goethe wurde an einem Donnerstag geboren. Dies war ein Jupitertag, und damit gilt folgende Zählung:

06 bis 07 Uhr – Stunde des *Jupiter*
07 bis 08 Uhr – Stunde des *Mars*
08 bis 09 Uhr – Stunde der *Sonne*
09 bis 10 Uhr – Stunde der *Venus*
10 bis 11 Uhr – Stunde des *Merkur*
11 bis 12 Uhr – Stunde des *Mondes*
12 bis 13 Uhr – Stunde des *Saturn*

Die Reihenfolge richtet sich also nach der Tagesgeschwindigkeit der Planeten. Nach der Stunde des Saturn als langsamstem der klassischen Planeten kommt Jupiter, der zweitlangsamste, dann folgt Mars, der der drittlangsamste ist. Die Sonne steht in der Mitte, dann folgen die schnelleren Planeten Venus, Merkur und das schnellste Gestirn, der Mond. Danach ist wieder die Stunde des Saturn an der Reihe. Wer nun für den Donnerstag Stunde für Stunde weiterzählt, wird sehen, daß er am Freitag, dem Tag der Venus, um 6 Uhr automatisch zur Stunde der Venus kommt. Für die Zeitberechnung gilt übrigens immer die Ortszeit.

Ich will auf diese Planetenstunden nicht zuviel Wert legen, aber betrachten wir Goethes Horoskop, dann erstaunt uns doch ihre Aussagekraft. Während der Mondstunde nämlich wanderte der Aszendent über den Saturn hinweg. Das allein zeigt bereits die Hemmung oder Stagnation der Geburt. Wie schon erwähnt, mußte der Aszendent auch über den Saturn hinweggewandert sein. Wären Saturn und Aszendent weniger als ein Grad voneinander entfernt, hätte die Gefahr einer Totgeburt bestanden. (Heute ist eine solche Aussage dank des medizinischen Fortschrittes nicht mehr zutreffend, was auch unterstreicht, wie die Astrologie gefordert ist, alte Regeln nach modernen Gesichtspunkten auszulegen.)

In der Tat war die Geburt Goethes sehr schwierig: »Diese guten Aspekte, welche mir die Astrologen in der Folgezeit sehr hoch anzurechnen wußten, mögen wohl Ursache meiner Erhaltung gewesen sein: denn durch Ungeschicklichkeit der Hebamme kam ich für tot auf die Welt, und nur durch vielfache Bemühungen brachte man es dahin, daß ich das Licht erblickte.«

Es ist schon erstaunlich, wieviel astrologisches Wissen hier zutage tritt. Mag es uns davor bewahren, hochmütig auf die Astrologen von damals, denen so gerne die Hinwendung zum Aberglauben nachgesagt wird, herabzublicken. Die Astromedizin hat ihre gute Tradition. HIPPOKRATES wußte davon, auch der Römer GALEN, der 400 Jahre vor Christus entdeckte, daß vor allem melancholische Menschen an Krebs erkranken.

Gesundheit und Krankheit im Spiegel der Planeten

Eine wichtige Vorbemerkung: Es gibt keine sogenannten Übeltäter, es gibt keine sogenannten Wohltäter. Planeten symbolisieren Kräfte, und jede Kraft hat sowohl ihre helle wie ihre dunkle Seite. Es gibt im Leben immer zwei Pole, den Plus- und den Minuspol. Alle Kräfte oder Teilkräfte sind absolut gleichwertig. Alle Kräfte symbolisieren sowohl Chancen als auch Risiken.

Auch eine Krise hat ihre negative wie ihre positive Seite, wobei die positive Seite meist die stärkere ist, weil es ohne Krise keine Entwicklung gibt. Wie es Helligkeit und Schatten gibt und wie Helligkeit und Schatten eine Einheit bilden, wie Dunkelheit und Sonnenlicht erst zusammen den Tag ausmachen, so verhält es sich bei den Kräften. Gäbe es keine Dunkelheit, wüßten wir nicht, was Helligkeit ist, und umgekehrt.

Der alte Übeltäter Saturn vermag oft sehr viel mehr Segen zu spenden als der alte Wohltäter Jupiter. Jupiter kann durchaus mehr Tendenzen zu einer Krankheit aufweisen, die erst Saturn mit seinen symbolischen Kräften zu heilen vermag. So verhält es sich auch mit der Sonne, die ebensogut alles verbrennen und vernichten kann.

Wenn wir nun die astrologischen Planeten im astromedizinischen Sinn deuten, beginnen wir nicht mit der Sonne, obwohl sie allgemein als der wichtigste Planet angesehen wird. Das ist naturwissenschaftlich betrachtet sicher richtig, denn von der Sonne hängt unser Leben auf dieser Erde ab. In der Astrologie sind jedoch alle Planeten gleichwertig. Mit Sonnenkraft allein vermag der Mensch nicht zu leben. Er benötigt den Mond als die Seele des Lebens, so wie er auch alle übrigen Kräfte einbeziehen wird. Die Astrologie betrachtet die Planeten also nie im naturwissenschaftlichen Sinn, sondern sie interpretiert sie als Symbole der in uns lebenden Kräfte. Fällt auch nur eine Kraft aus, dann ist der Mensch nicht mehr voll lebensfähig. Zeigt die Mondkraft schwere Beschädigungen an, kann die Seele sterben. Wir beginnen mit der Betrachtung des Mondes.

Mond

Im Lauf der Zeiten ist der Mond wohl am meisten von allen Planeten mit Regeln überladen worden. Das mag auch daran liegen, daß der Mond die meisten Variationen mit seinen Phasenlichtern aufweist, daß er am besten von allen Gestirnen zu beobachten ist und daß sich sein Einfluß auf Erden am deutlichsten zeigt.

Alle Flüssigkeiten bewegen sich nach seinem Rhythmus. Viele Menschen sind im Schlaf vom Mondstand abhängig. Vor allem zeigen die Pflanzen erstaunliche Rhythmen, die mit dem zunehmenden oder abnehmenden Mond zusammenhängen. Der Mond gab einst an, wann gesät und wann geerntet werden sollte. Diese Regeln wurden auf den Menschen übertragen. Schließlich ging man so weit, festzulegen, auf welche Weise Krankheiten nach dem Stande des Mondes behandelt werden sollten. Stand der Mond in einem festen (fixen) Zeichen, dann sollte nichts bewegt, und befand er sich in kardinalen Zeichen, durften keine Arzneien eingenommen werden.

Der Mondstand bestimmte Eingriffe, Operationen, Blutabnahmen, aber auch das Verhalten während einer Kur oder einer Diät. Stand der Mond 17 Grad vor bis 17 Grad nach der Sonne, sollte keine Operation stattfinden, das sind fast drei Tage, die über Tod und Leben entscheiden konnten.

Gern wurde beim Ausbruch einer Krankheit ein Mondhoroskop gestellt, um ihren Ablauf zu verfolgen, und mancher ärztliche Rat wurde wegen des Mondstandes nicht befolgt. Die ersten Schritte nach einer Krankheit durften natürlich nur bei zunehmendem Mond unternommen werden.

Der Mond war zunächst einmal das Symbol der Hoffnung schlechthin. Der Mond ist das Gestirn, das dem Menschen am nächsten ist, weil es wie der Mensch wächst und vergeht.

Aber – und das ist das Entscheidende – der Mond kehrt immer wieder zurück. Ist er am Himmel gestorben, steht er am dritten Tag wieder auf. So blickte der Mensch, der einst nur eine sehr kurze Lebenserwartung hatte, auf den Mond, und er hoffte, wie der Mond immer zurückkehren zu können.

Es wurde der Mond zum Symbol der Seele, in der Gewißheit, daß der Körper zwar stirbt, der Geist aufgegeben werden muß, daß jedoch die Seele unsterblich ist wie der Mond. Und der Mensch stellte fest, daß die Seele nicht schläft und auch nachts alles aufnimmt. Dann spricht sie zum Menschen über den Traum und ist immer präsent, vergißt nichts, bewahrt alles. Es schälte sich langsam die Regel heraus: Der Mensch stirbt, wenn die Seele nicht mehr auf dieser Erde (und in diesem Körper) bleiben will.

Aber der Mensch trifft die Wahl. Beachtet er die Seele nicht, hält er das Seelische für Humbug, hört und vertraut er nicht auf ihre Heilkraft, dann sieht die Seele keinen Sinn mehr, in diesem Menschen zu verweilen, dann verläßt sie ihn. Der Mensch vegetiert schließlich seelenlos. Wenn die Seele von etwas bedrückt ist, dann meldet sie sich, dann warnt sie, dann ist sie bereit, zu helfen. Aber sie weiß auch, wann das Leben nicht mehr lohnt.

Der Mond symbolisiert das Unbewußte in uns, das sicher klüger ist als der Verstand. Der Mond ist vor allem neben Pluto eines der Sinnbilder für unsere Schatten. So weiß der Mond, wie es wirklich in uns aussieht. Die Seele kann man nicht belügen. Der Mond verfügt über ungeheure Schätze und Kräfte, um uns aus der dunkelsten Ecke, dem dunkelsten Zustand herauszuführen. Gleichzeitig symbolisiert er aber auch die schwächste Stelle eines Menschen. Er zeigt, wo jeder tödlich verletzbar ist, wo er am tiefsten leidet. Er zeigt also den Schwachpunkt an und gibt damit die Chance, diesen klar zu erkennen. Allerdings ist die Mondkraft wohl die Kraft, an der der Mensch am wenigsten arbeiten oder gar etwas verändern kann.

Wir vermögen das Saturnische in uns aufzulösen, die Expansion des Jupiter mit Sinn zu erfüllen, wir können den Antrieb des Mars bremsen, die Kommunikation des Merkur fördern; wir können die Gefühle der Liebe, die uns Venus zeigt, kontrollieren, nur an der Mondkraft vermögen wir wenig, eigentlich gar nicht zu feilen. Der Mond – unsere Seele – will vielmehr *uns* verändern, will *uns* reifen lassen, nicht umgekehrt.

Der Mond bestimmt unsere Grundgemütslage, aber auch die Gemütssehnsucht. Hier ist es im Krankheitsfall sehr wichtig, wie sich Arzt und Pflegepersonal verhalten. Ein Mond im Abschnitt Waage sehnt sich nach Liebe, eine liebevolle Gemütslage vermag zu heilen. Ein Mond im Abschnitt Löwe benötigt den inneren Stolz, ein Mond im Abschnitt Fische das Gefühl, gebraucht zu werden, um nur drei Beispiele zu nennen.

Je schneller sich ein Planet bewegt, so lautet ein Grundsatz der Astrologie, desto größer ist der Einfluß der Tierkreisabschnitte als Färbung. Ein langsamer Planet (der immer mehr Macht hat als der schnellere) nimmt die Färbung kaum merklich an, was besonders die äußeren Planeten, also Uranus, Neptun und Pluto, betrifft. Der Mond ist der schnellste Planet. Er zeigt die Tierkreisfärbung am deutlichsten:

Mond/Widder: läßt eine kämpferische, drangvolle Seele erkennen, die für die Heilung nicht ruhiggestellt werden darf.

Mond/Stier: läßt eine lebenssichernde Seele erkennen. Ohne Sicherheit kaum Heilung.

Mond/Zwillinge: läßt eine kommunikationsbedürftige Seele erkennen. Alleinsein wäre schwer.

Mond/Krebs: läßt eine sehr offene, verwundbare Seele erkennen. Betreuende Aufgaben helfen. Heilung durch Wärme und Schutz.

Mond/Löwe: läßt die autoritäre Seele erkennen, die etwas bedeuten will. Heilung durch Schmeichelei und Erfolgsaussicht.

Mond/Jungfrau: läßt eine vorsorgende Seele erkennen. Heilung durch Verantwortung.

MondWaage: läßt eine Liebe suchende Seele erkennen. Heilung bei innerer Gefühlsbalance.

Mond/Skorpion: läßt eine todesnahe, dunkle Sehnsucht erkennen. Heilung, wenn Licht ins Dunkel gebracht wird.

Mond/Schütze: läßt die idealisierende Seele erkennen. Heilung, wenn der Glaube gestärkt wird.

Mond/Steinbock: läßt eine ehrgeizige Seele erkennen, die zur Heilung reale Ziele braucht, die den Ehrgeiz wecken.

Mond/Wassermann: läßt eine beschwingte Seele erkennen, die stets neue Erkenntnisse sucht. Heilung durch neue Wege und Chancen.

Mond/Fische: läßt eine hingebende, aufopfernde Seele erkennen. Heilung, wenn sie gebraucht wird und Dank erfährt.

Dies sind selbstverständlich nur Anregungen für eigene Kombinationen und Folgerungen. Jedoch wird deutlich, wie verschieden die Seelenbedürfnisse sind, so daß sich kein Patient einer genormten Therapie unterziehen sollte. Die seelischen Hinwendungen und Aufgaben zu erkennen, natürlich nicht nur aus dem Radix, sondern auch über die Direktionen, das ist ein erster, jedoch richtungweisender Weg, um gesund zu bleiben oder gesund zu werden.

Bei der Zuordnung der Planeten zu den sieben Todsünden wurde dem Mond die Trägheit zugesprochen. Das ist sicher wahr. Wenn auch die Seele nie träge ist, der betreffende Mensch kann sich der Trägheit unterwerfen. Das bringt Unbeweglichkeit, wenn sich neue Situationen, etwa der Ausbruch einer Krankheit, einstellen.

Nun mag sich mancher fragen, wieso der schnellste Planet, wieso der Planet, der am Himmel die meisten Variationen zeigt, der Trägheit zugeordnet wird.

Nun zeigt der Mond zwar die Variationen, aber im Grunde ist er nur ein Empfänger des Sonnenlichtes. Damit spiegelt er jene Gemütslage wider, bei der der Mensch passiv auf die Geschehnisse der Außenwelt reagiert. Gibt es erfreuliche Nachrichten, dann lebt der Mensch auf; kommt eine Katastrophenmeldung, dann sackt er völlig zusammen.

Die Seele, das Unbewußte, hat oft den Hang zum Fatalismus. Es sind die Menschen, die meinen, sie könnten als kleines Rad am Wagen ja doch nichts bewirken. Da hängt der Seele das Jahrtausende währende Gefühl der Abhängigkeit vom Himmel, das ebenso alte Gefühl des Ausgeliefertsein an fremde Mächte noch an. Natürlich will dies die Seele nicht, aber sie läßt es meist mit sich geschehen. Sonst gäbe es nicht so viele seelische oder psychosomatische Krankheiten. Die Seele meldet sich durch eine Erkrankung. Diese wiederum schlägt sich auf das Gemüt nieder. Es kommt also darauf an, die Seele so zu aktivieren, damit der Mensch in ihrem Sinne handelt. Dazu sind die Astrologen aufgerufen. Bei jeder Krise wird der Mensch selbst in die Pflicht genommen, etwas zu tun, damit die Seele spürt, daß es sich lohnt, die Heilkräfte zu mobilisieren! Die Seele will von dem Menschen, in dem sie lebt, aufgeschlossen und aktiviert werden. Dieser Weg läßt sich über den Mond erkennen.

Neptun

Neptun war schon den Griechen bekannt. Abbildungen aus Kreta belegen dies meiner Meinung nach eindeutig. Neptun symbolisiert den animalischen Lebensinstinkt. Dieser Instinkt ist allen Lebewesen zu eigen; deswegen steht Neptun auch für das kollektive Unbewußte.

Neptun ist allumfassend und stellt damit die höhere Stufe der Venus dar. Der Aufschrei gegen die Vernichtung der Umwelt ist ein neptunischer Schrei; es ist der Instinktschrei der Kreatur schlechthin. Die Pflanzen haben einen Grundlebensinstinkt. So drehen sich etwa die Sonnenblumen mit dem Gang der Tagessonne. Am Morgen sind ihre geöffneten Sonnenblüten nach Osten gerichtet, mittags nach Süden und abends nach Westen.

Die Tiere haben den Instinkt, um ihre Nahrung zu finden und um sich fortzupflanzen. Der Instinkt läßt Tiere und Pflanzen überleben. Auch Menschen besitzen einen Instinkt. Nur ist er heute allgemein nicht mehr so stark ausgebildet wie früher.

Der Mensch lernte logisch zu denken und hatte großen Erfolg damit. Er machte sich die Erde untertan. Mit der Überschätzung des Verstandes verkümmerte der Instinkt. Wenn jedoch der Instinkt verkümmert, dann liegt die Täuschung nahe.

So wurde Neptun zum Symbol der Täuschung. Doch jeder Täuschung folgt ein Ende der Täuschung, die Enttäuschung. Führt die Täuschung oft zu Gesundheitsschäden, so führt die Enttäuschung – nachdem sie überwunden ist – zur Heilung. Ist die Enttäuschung überwunden, kann der Mensch aufgrund dieser oder mehrerer solcher Erfahrungen zur Hellsichtigkeit gelangen. Auch das symbolisiert Neptun.

Astromedizinisch gesehen steht Neptun vor allem für die animalischen Lebensbedürfnisse wie Essen, Trinken, Geschlechtsverkehr. Neptun zeigt, wonach das Herz schreit. Neptun symbolisiert die Lebenssucht und darüber hinaus alles, was Sucht betrifft.

Das Wort *Sucht* kommt vom Wort *suchen*. Wer sucht und nicht findet, wird süchtig. Darunter verstehe ich nicht nur die Sucht nach Drogen, Alkohol und Nikotin, sondern auch die Sucht nach Anerkennung, nach Arbeit, nach Besitz.

Es gibt auch eine Suche nach Geborgenheit, die zur Sucht führen kann. Manche wollen in ein Krankenhaus eingeliefert werden, um umsorgt zu sein. Die Sucht nach Sonne treibt viele Menschen gen Süden. Sie merken nicht, daß es ihnen dabei meist an *innerer* Wärme fehlt. Die Sucht nach äußerer Wärme überdeckt dies.

Die Sucht nach Eitelkeit zwingt junge Frauen dazu, ihren Körper abzumagern und sich damit auf die Dauer selbst zu zerstören. Ebenso ist der Jugendkult zu einer Volkssucht geworden. Diese Selbsttäuschungen schädigen Körper, Geist und Seele immens.

Das Gefährliche ist nun, daß viele Menschen versuchen, über die neptunische Täuschung die neptunische Hellsichtigkeit zu erreichen. Die Täuschung ist im Grunde nur ein verkümmerter Instinkt. Tiere überfressen sich in freier Wildnis nicht, sie werden auch nicht süchtig. Bei den Tieren funktioniert der Instinkt.

Beim Menschen ist das gute Verhältnis zum Instinkt gestört. Am empfindlichsten ist dabei die Gesundheit betroffen. *Man lebt sich krank* – das ist oft die traurige Schlußbilanz. Ist man krank, droht die Gesundheitssucht, die zur Arzneimittelsucht führt. Oder man ist so ungeduldig, daß man süchtig von einem Heilkundigen zum anderen rennt, weil man keinem Arzt mehr vertraut und schließlich alle für unfähig hält.

Unter dem Stichwort Neptun sind die Kollektivkrankheiten einzuordnen. Damit sind Zivilisationskrankheiten gemeint, aber auch zeittypische Krankheiten wie etwa die Drogensucht oder die Sucht, alles Bestehende abzulehnen, in der irrigen Meinung, damit gesund zu werden.

Da unser Instinkt verkümmert ist, erkennen wir die Gifte nicht mehr. Tiere wissen instinktiv, welches Kraut, welcher Pilz giftig ist. Menschen müssen dies erst wieder über den Verstand lernen. So entdecken sie Vergiftungen viel zu spät. Bei allen Vergiftungserscheinungen ist deshalb Neptun mit in Betracht zu ziehen.

Die Angst untersteht (zusammen mit Saturn) ebenfalls dem Neptun. Angst wird empfunden, wenn die Seele dem Instinkt nicht mehr vertrauen kann. Und leider besteht die Angst dann zu Recht.

Selbstverständlich kommt es auf die einzelnen Aspekte des Neptun an, um die Täuschungen (und nur die sind gesundheitsgefährdend, weil sie zu Sucht und Verlust der inneren Balance führen) richtig durchschauen zu können. Einige Beispiele mögen als Anregung dienen:

Neptun/Venus: Empfindungs-, Gefühls- oder gar Liebestäuschung.

Neptun/Saturn: Schicksalstäuschung, manchmal nur eine Askesetäuschung.

Neptun/Jupiter: Sinnestäuschung, eine Entfaltungstäuschung. Auch die Täuschung, nur wohlbeleibt hätte man genügend Reserven. Täuschung der eigenen Entfaltungsnotwendigkeit.

Neptun/Mars: Triebtäuschung, da man selbst stets die/der Beste sein muß, auch auf dem erotischen Sektor.

Neptun wird keiner der Todsünden zugeordnet. Es dürfte nun deutlich geworden sein, wieviel uns dieser Planet zu sagen hat. Seine Palette ist sehr breit: Lebensinstinkt, Täuschung, Sucht, animalisches Lebensbedürfnis.

Sonne

Die Sonne symbolisiert das Herz als das Zentrum des körperlichen Lebens. Sie versinnbildlicht auch, was uns Herzenssache ist. Gehen unsere Herzenswünsche nicht in Erfüllung, kann eine Depression Krankheiten auslösen oder verstärken.

Die Sonne symbolisiert das Lebensfeuer in uns. Erlischt die Sonne, wird der Körper kalt, er erstarrt. Wer nur auf das Irdische ausgerichtet ist, dem ist die Sonne alles. Es wurde schon von der äußeren Sonne gesprochen, dem Gestirn Sonne, das die Menschen erwärmt, aber auch verbrennt. Je mehr wir alle Richtung Süden der Sonne entgegenrasen, desto mehr zeigen wir an, wie wenig wir unserer eigenen, inneren Sonne vertrauen. Natürlich ist der Wunsch, der Sonne entgegenzuziehen (wir machen es den Vögeln nach), verständlich. Aber entwickelt sich dies zu einer Manie, dann wird Hilfe wohl eher von außen als von innen gesucht.

Die Sonne gibt Kraft, damit der Mensch sich entfalten kann, um zu seiner höheren Sonne (Jupiter) zu streben. Diese Kraft ist sinnvoll, eben im Sinne des Jupiter, einzusetzen. So zeigt sich ein Sonne/Jupiter-Quadrat oft belastender als manches Sonne/Saturn-Quadrat, auch wenn letzteres zu sehr erstarren mag (das kommt auf Zeichen, Orbis und andere Aspekte an).

Der Sonnenstand gibt uns auch Auskunft über die Höhe des Blutdrucks. Die Norm gilt nicht für jeden. Sonnen in Wasserzeichen neigen eher zu niedrigem, Sonnen in Feuerzeichen eher zu höherem Blutdruck.

Überhaupt ist die Sonne mehr als alle anderen Planeten nach den Elementen zu beurteilen.

Sonne im Feuerelement bedeutet Belebung, Motorik ist hier wichtig.

Sonne im Erdelement bedeutet reale Dinge, etwa gesunde Kost.

Sonne im Luftelement bedeutet geistige Anregung, Abwechslung ist nötig.

Sonne im Wasserelement bedeutet Zuspruch; seelische Aufarbeitung der Krankheit ist wichtig.

Am Stand der Sonne ist abzulesen, was bei Ausbruch der Krankheit Herzenssache war. Dies ist besonders zu beachten, wenn Krankheitsgeschichten aufgearbeitet werden müssen. Der innere Impuls der Erkrankung braucht dabei *nicht* mit dem äußeren Ausbruch einer Krankheit zusammenzuhängen! Beide Termine sind aber wichtig. Denn oft wird eine Krankheit erst sichtbar, wenn im Alltag eine Enttäuschung erlebt wurde. Dies ist in alle Betrachtungen einzubeziehen. Ohne eine Analyse der kompletten Krankengeschichte gelingt keine dauerhafte Heilung. Dies gilt selbstverständlich nur für die schweren Krankheiten, die das Leben verändern.

Nicht jede Grippe, jede Verbrennung, jede Infektion, jeder Unfall ist im Horoskop verzeichnet. Im Geburtsbild und in den Jahreshoroskopen sind stets nur die großen Linien eines Lebens zu sehen. Wer jedes Stolpern aus dem Horoskop herauslesen will, der wird mit der Astrologie wohl kaum je zurechtkommen.

Die Sonne symbolisiert das *bewußte* Ich im Unterschied zum *unbewußten* Ich, was im Mond zu erkennen ist. Dieses bewußte Ich zeigt uns die Hauptrichtung des irdischen Lebens an, was wir in den Häusern sehr gut erkennen.

Sonne im ersten Haus kann anzeigen, daß die Umwelt zu große Hürden für die Durchsetzung des Ichs aufbaut.

Sonne im zweiten Haus kann anzeigen, daß der Selbstwert zu gering ist.

Sonne im dritten Haus kann Schwierigkeiten bei der Bewältigung des Alltags anzeigen.

Sonne im vierten Haus kann ererbte Belastungen anzeigen sowie Probleme bei der Loslösung vom Zuhause, von der Heimat, auch Probleme bei der Trennung von den Kindern oder Eltern.

Sonne im fünften Haus kann anzeigen, daß die kreative Kraft nicht genutzt wird, daß die Freuden des Lebens Gefahren beinhalten.

Sonne im sechsten Haus kann anzeigen, daß die Pflichten, das Dienen, das Ich auf Dauer schädigen.

Sonne im siebten Haus kann Leiden an der Beziehung zum Partner anzeigen.

Sonne im achten Haus kann Verlustängste anzeigen. Verluste lösen hier Krisen aus.

Sonne im neunten Haus kann anzeigen, daß bei unerfüllten Sehnsüchten nach Horizonterweiterung und bei Zweifeln am Glauben das Ich am Leben scheitert.

Sonne im zehnten Haus kann anzeigen, daß Menschen an ihrem unerfüllten Ehrgeiz oder der Nichtanerkennung ihrer Leistung scheitern.

Sonne im elften Haus kann enttäuschtes Geltungsbedürfnis anzeigen. Diese Menschen fühlen sich leicht von Freunden ausgenutzt oder verraten.

Sonne im zwölften Haus kann Angst vor Einsamkeit anzeigen. Obwohl eine Klausur sie regenerieren könnte, flüchten diese Menschen in eine Obhut, und sei dies ein Spital.

Ich gebe hier lediglich Denkanstöße. Natürlich spielen wieder individuelle Färbungen, Aspekte oder Planetenballungen eine entscheidende Rolle. Aber wo Krankheitsgefährdungen zu erkennen sind, da sind auch die Chancen für die Heilung zu finden! Ist das Problem erkannt, liegt die Lösung nahe. Das Bewußtsein (Sonne) kann dann bereits an der Heilung aktiv mitarbeiten. Die Eigeninitiative ist neben den ärztlichen Ratschlägen das Allerwichtigste.

Von den Todsünden wurde der Sonne immer der Hochmut zugeordnet. Hochmut kann sehr schnell und nachhaltig zum Fall führen. Die oben angedeuteten Gefahren beruhen zum größten Teil darauf, daß die Ansprüche an das Leben zu hoch angesetzt waren, was unweigerlich Gegenreaktionen auslöste. Außerdem verführt Hochmut dazu, nicht genügend in sich hineinzuhorchen. Die Alten sagten: »Hochmut versteinert das Herz.«

Merkur

Merkur symbolisiert das Denken und Handeln, im medizinisch-psychosomatischen Sinn auch die Nerven.

Bei Merkur ist entscheidend, ob er mit der Sonne in einem Zeichen steht. Ist dies nicht der Fall, kann er nur im direkten Nachbarzeichen stehen. Ist er der Sonne voraus, ist er grundsätzlich Abendstern; folgt er der Sonne, dann ist er grundsätzlich Morgenstern. Wenn der Merkur im vorausgehenden Nachbarzeichen steht, strebt er eher höhere, philosophische Ziele an. Steht er in dem der Sonne folgenden Zeichen, konzentriert er sich auf die alltäglichen Belange. Diese Unterscheidung ist wichtig, wenn wir einem Menschen, der seine Mitte und damit seinen Weg verloren hat, helfen wollen. Am Merkur erkennen wir also das Ziel unseres Denkens; erkennen wir, in welcher Richtung wir von der Grundveranlagung her handeln sollen, wobei uns die Häuser hier Auskunft geben. Die Richtung entspricht im Grunde den Angaben bei der Sonne. Merkur als Götterbote setzt nämlich um, was das Ichbewußtsein anstrebt. Will ein Mensch sein ureigenes Ziel erreichen, kommt es auf seinen Merkur an. Dieser symbolisiert, auf welche Weise das Ziel verwirklicht werden kann. Lebt also jemand gegen sein Denken und Handeln, kann er – wie auch immer – aus seiner Bahn geworfen werden. Er scheint dann in eine Sackgasse geraten zu sein. Um aus ihr wieder herauszufinden, hilft uns das Symbol Merkur als Wegweiser.

Jedoch können die Nerven versagen. Eine Lähmung, die durchaus nicht nur äußerlich zu sein braucht, ist das Resultat. Es reicht eine Nervenschwäche, die zur Schlaflosigkeit führt, eine Neurasthenie oder dergleichen.

Merkur symbolisiert das Denken. Es ist Grundlage für die

Art, wie wir uns ausdrücken. So ist hier recht gut abzulesen, wie mit jemandem zu sprechen ist. Wie viele Konflikte würden sich einfacher lösen lassen, wenn der Arzt wüßte, wie es um den Merkur seines Patienten steht, oder wenn der Patient erfahren könnte, wo der Merkur seines behandelnden Arztes steht. Arzt und Patient könnten sich viel besser verstehen und klarer miteinander sprechen. Das ist bedeutsam für die sogenannte Wahrheit am Krankenbett.

Natürlich ist gerade im astromedizinischen Sinne wichtig, ob der Merkur in einem Horoskop verbrannt steht. Verbrannt heißt, wenn der Merkur näher als vier Grad bei der Sonne steht. Auch hier muß differenziert werden, ob der Merkur auf die Sonne zuläuft oder nicht. Der Merkur, der auf die Sonne zuläuft, ist stärker verbrannt als der Merkur, der sich von der Sonne löst. Hier ist besonders eine eventuelle Rückläufigkeit des Merkur zu beachten. Die Aussagen des Götterboten im Horoskop sind also sehr vielfältig, wie ja Merkur überhaupt in der praktischen Astrologie sehr häufig unterschätzt wird.

So ist zunächst das Verhältnis zwischen Sonne und Merkur zu klären. Möglich ist nur die Konjunktion (00 Grad) oder der Confinis-Aspekt (30 Grad). Aber auch wenn kein Aspekt vorhanden ist, sollte die Beziehung zwischen Sonne und Merkur untersucht werden. Steht beispielsweise die Sonne im Abschnitt Zwillinge, der Merkur jedoch im Abschnitt Krebs, dann ist das Handeln und Denken bestimmt nicht so zwillingshaft, wie es der Stand der Sonne vermuten ließe. Die Zeichen, die nebeneinanderliegen, sind die Zeichen, die an und für sich immer die gegensätzlichsten Abschnitte darstellen, die es im Tierkreis gibt. Dies bedingt stets eine gewisse Zerrissenheit. Sie kann ungemein schöpferisch sein. Reagiert der Mensch jedoch nicht kreativ, droht er daran zu scheitern.

Merkur verdeutlicht auch, was Worte bewirken. Dabei

kommt es auf die Färbung, noch mehr jedoch auf die Aspekte an. Hier sind die wenig einfühlsamen Ärzte gefordert, aber auch die zu aggressiven Patienten. Jede Verletzung durch Worte sollte ernst genommen werden, selbst wenn sie irgendwann zu sühnen ist.

Merkur steht für die eingebildeten Krankheiten. Selbstbezogene Menschen hören oder lesen von einer Krankheit, und schon spüren sie die entsprechenden Symptome. Ein verbrannter Merkur erscheint dabei besonders gefährdet. Auch Selbstmitleid sowie der Wunsch, mit den Gesunden etwas diktatorisch umzugehen, sind am Stand des Merkur recht gut abzulesen. Nur wird es sehr schwer sein, dem Erkrankten dieses Wissen zu vermitteln, denn meist besitzen sie einen Merkur, der Selbstkritik ausweicht.

Als Todsünde wurde dem Merkur immer der Neid zugeordnet. Neid ist im Buddhismus die schlimmste aller Sünden. Sicher ist jedoch, daß Neid krank macht. PARACELSUS sagte: »Neid stört die Tätigkeit der Galle.«

Gallenblase und Leber hängen zusammen, was ebenso für die betreffenden Planeten gilt. Die Leber untersteht dem Jupiterzeichen Schütze. Die Jupiterzeichen (einst gehörte auch der Fischeabschnitt dazu) liegen den Merkurabschnitten Zwillinge und Jungfrau in Opposition gegenüber. Die Gallenblase ist für die Verdauung des Fettes (Jupiter) äußerst wichtig, denn das von der Leber gebildete Sekret wird in der Gallenblase gespeichert und in den Darm abgegeben. Wird etwas – nun psychosomatisch betrachtet – nicht gut verdaut, dann erleidet der Körper Schaden. Neid zerfrißt – wie Hochmut – den Menschen. Hochmut und Neid sind kein angenehmes Paar. Doch wenn die Gefahr erkannt ist, kann sie gebannt werden.

Zum Merkur gehören schließlich auch die bösen Gedanken, die bösen Wünsche. Auch sie bleiben *nie* ohne Rückwirkung. Alle bösen Gedanken, welche der Geist produziert, die Seele aber als Sünde ablehnt, nagen im Menschen.

Doch nun zur Chance, die Merkur symbolisiert: gute Gedanken und gute Taten! Das Wachsein für die eigene Entwicklung; das Erkennen der Heilmöglichkeiten; die Neuorientierung im Lebenswandel. Merkur kann Ziele, die in einem leben, umsetzen und uns so auf den richtigen Weg bringen, zum Beispiel über die Autosuggestion. Merkur vermag Vertrauen zu schaffen.

Venus

Venus galt einst als das (kleine) Glückssymbol der Astrologie. Venus als Symbol der Liebe könnte der Grund dafür sein. Die Mythen unterstützen das wohlmeinende Urteil über die Liebesgöttin nicht, die Mars zu manchen Untaten anstiftete und auch manche geldgierige Liebe förderte.

Venus ist zunächst einmal das Sinnbild unserer Gefühle – astromedizinisch betrachtet. Wir wissen alle, daß Liebesleid die Menschen vernichten kann. Wir wissen, daß der berühmte Kummerspeck die Vorstufe zum Diabetes sein kann, daß Liebesentzug tötet. Entzogene Liebe weckt Ersatzsehnsüchte, die auf Geist, Seele und Körper zurückschlagen.

Die Emotionen vermögen das Leben eines Menschen stark zu beeinflussen, ja sogar vollständig zu lenken. Aus dem Horoskop ist dies herauszulesen, wenn die Venus nahe bei der Sonne steht. (Auch die Venus kann – wie Merkur – verbrannt sein.)

Wenn Herz (Sonne) und Venus vereint sind, bestimmt das Herzgefühl vorwiegend das Verhalten, und mancher Verstand ist nun ausgeschaltet. Tritt dies ein, nützt kein Appell an die Vernunft.

Die Venus im Horoskop symbolisiert auch die Eitelkeit. Damit kommen wir weiteren menschlichen Schwächen auf die Spur: falsche Ernährung, falsche Medikamente, falsche Kosmetik, falsches Sporttraining, falsche Berufsauffassung und auch falsche Ansprüche und falsches Besitzergreifen in der Partnerschaft.

Zur Venus gehört auch die Nachlässigkeit. Das kann unangenehm sein, wenn Tabletten verlegt oder wichtige Termine beim Arzt versäumt werden.

Tiefe Wirkung zeigt vor allem der Entzug von Liebe. Unzählig sind wohl die, die an diesem Syndrom körperlich leiden. Der Venus untersteht auch die Eifersucht. »Eifersucht führt«, so formulierte es PARACELSUS, »zu Schlacken in Muskeln und Gelenken.« Eifersucht stört das Zellwachstum und kann somit auch für Hautkrankheiten oder gar Krebs verantwortlich sein. Emotionen können sowohl den Körper als auch die Seele sehr schädigen.

Selbstverständlich heilt Venus auch. Venus kann die warme Liebe sein, die der Lebenspartner dem Kranken schenkt. Sie hilft über schwere Krankheiten hinweg und kann diese Krankheiten sogar besiegen. Ohne Liebe geschehen keine Wunder in der Medizin. Venus bringt den Beistand, die liebevolle Zuneigung, woraus oft ein Glaube entsteht, der die Heilung vorantreibt. Bessert sich die Gefühlslage, dann ist bald das Schlimmste überstanden. Natürlich kommt es auch auf die Liebe des Erkrankten an, wenn er nicht nur seinetwegen, sondern auch des Lebenspartners wegen (oder einer anderen Person) gesund werden will. Doch Liebe – das ist das Schwierige – steht nicht im Horoskop! Es können nur jene Kräfte, die Venus symbolisiert, so gut wie irgend möglich mobilisiert werden.

Venus symbolisiert das Musische, das Künstlerische in uns. Wie sehr diese Seiten der Venus zur Heilung beitragen, weiß jeder, der einmal eine Kur gemacht hat. Kurkonzerte haben eine entspannende Heilwirkung. Auch die Mal- oder die Tanztherapie helfen dem Menschen durch Entspannung und durch das Aktivieren der schöpferischen Kräfte.

Wie oft werden durch das Alltagsleben alle musischen Impulse zugedeckt! In der Jugend war man noch aktiv, ging in das Theater, hörte ein Konzert, dichtete vielleicht, malte oder schloß sich einer Tanzgruppe an. Später löscht der Alltag alles aus. Die Zeit wird knapp, der Fernseher lenkt vom eigenen Denken ab, es bleibt kaum noch Zeit, ein Buch zu lesen. Auf diese Weise verkümmert die Seele schnell; dem Menschen *fehlt* etwas. Daher ist die Frage des Arztes oft völlig berechtigt: »Na, wo fehlt es denn?« Es fehlt nicht nur die Gesundheit, sondern meist etwas, was von der Venus symbolisiert wird. Um dies zu erkennen, benötigt man oft gar kein Horoskop.

Wenn die Venus beschädigt ist (horoskopisch meist durch Direktionen oder lange Transite sichtbar), verändert sich das Aussehen. Glückliche Menschen haben eine ganz andere Ausstrahlung als unglückliche oder auch nur teilnahmslose Menschen. Zunächst ist die Veränderung vielleicht nur an den verkniffenen Lippen zu erkennen, dann verhärmt das ganze Gesicht, die Haut wird welk, die Falten im Gesicht wandeln sich von Lach- zu Kummerfalten, die Haare werden stumpf, fallen vielleicht sogar aus, die Augen werden trübe, der Glanz geht verloren.

Die symbolische Kraft der kranken Mond-Seele vermag wie alle Planeten überall im Körper zu wirken, ohne von außen bemerkt zu werden. Bei Krankheiten jedoch, bei denen Venus sehr stark beteiligt ist, wird es in der Regel für Außenstehende sichtbar. Im Mittelalter galt der Spruch, daß innere Häßlichkeit auf Dauer nicht zu verbergen sei, weil sich diese in äußerer Häßlichkeit niederschlage. Es braucht wohl nicht betont zu werden, daß das nichts mit einem modischen Schönheitsideal zu tun hat. Wieviel strahlender und damit anziehender erscheinen oft Menschen, die dem gängigen Schönheitsideal überhaupt nicht entsprechen.

Venus und Saturn lassen die Menschen schneller krank erscheinen als etwa Jupiter oder Mars. Die letzteren können Krankheiten sogar lange Zeit hindurch verdecken, so daß sich nicht nur die Umgebung, sondern auch der Arzt täuschen kann. Bei Venus kommt hinzu, daß diese Kranken ihre Umwelt um Beistand anflehen. Ganz besonders dann, wenn die

Venus auf der Du-Seite des Horoskops, also auf der Westseite, der Seite des Deszendenten, steht. Die Venus auf der Ich-Seite zieht sich dagegen eher etwas zurück, aber sichtbar bleibt der Hilferuf trotzdem.

Mars

Auch beim Mars werden wir ein wenig von der Tradition abweichen, die ihn als kleinen Übeltäter bezeichnet und auf ihn viele Krankheiten schob.

Zunächst symbolisiert der Mars den Grundantrieb. Und allein dadurch wird er zu einem Heilfaktor ganz besonderer Güte. Ohne Antrieb geht nichts. Also ist es notwendig, bei jedem Kranken den Willen zur Genesung zu wecken. Wenn jemand schwer erkrankt, kommt es in erster Linie darauf an, den Mars wie den Mond zu Hilfe zu holen und die entsprechenden Kräfte zu aktivieren.

Die Seele muß von innen heilen, der Mars hat dies über die Willenskraft zu unterstützen. Wer Krisen überleben möchte, muß das auch wollen. Wenn der Wille fehlt, ist wirklich eine gefährliche Situation geschaffen. Aber wo ein Wille ist, ist auch ein Weg.

Sicher ist der Wille nicht unerschöpflich, aber er ist oft viel stärker, als die Betroffenen es sich vorstellen können. Wer zum Beispiel in der Kombination des Mars mit Saturn einen Willensstau erkennt, muß diesen Stau lösen. Anhand des Horoskopbildes ist die Ursache für die Lähmung des Willens zu erforschen.

Mars zeigt sich meist ungestüm – auch bei Infektionen. So konfliktreich dies oft ist, das Ungestüme kann die letzte Rettung, das Aufbäumen darstellen, das in kritischen Situationen immer gewagt werden muß.

Wie bei der Sonne ist auch beim Mars das Element sehr entscheidend, in dem er sowohl im Radix-Horoskop, als Transit, als auch in der Direktion steht.

Im *Feuerelement* erscheint der Mars oft unbezähmbar, aber dafür sehr vital. Infektionen können sich hier verheerend auswirken, aber die Erholungsphase läuft dann ebenso stürmisch in Richtung Heilung.

Mars im *Erdelement* erscheint manchmal (für Mars) eher phlegmatisch. Der Antrieb ist gedämpft, wird aber durch Annahme der Realitäten unterstützt.

Mars im *Luftelement* wirkt optimistisch und frohgemut. Hier hilft der geistige Antrieb in besonderem Maße.

Mars im *Wasserelement* erscheint am unberechenbarsten. Der Antrieb kann sich in völlige Melancholie niederschlagen. Wiederum ist manche stürmische Aufwallung zu bemerken. Die Gemütslage ist für den Antrieb entscheidend, der oft launenhaft wirkt und andere (auch den Kranken selbst) verwirrt.

Mars galt früher als das Operationssymbol, denn er stand für Messer und Stahl. Heute, nach der Entdeckung des Uranus, werden Operationen mehr in Verbindung mit diesem Planeten gesehen. Trotzdem bleibt Mars der Operationsplanet. Es hat allerdings keinen Sinn, sich nur Aspekte auszusuchen, wenn Mars ein Trigon zur Sonne oder zum Mond aufweist. Oft sind die Quadrataspekte (die ja dem Mars unterstehen) viel erfolgversprechender.

Mars zeigt – wie das Quadrat – Krisen an, aber diese sind notwendig, wenn eine Besserung oder Heilung erzielt werden soll.

Mars symbolisiert den Antrieb, wobei die Art des Antriebes meist von den Planeten bestimmt wird, mit denen Mars einen Aspekt hat. Hat er mehrere Aspekte, gilt in der Regel derjenige Aspekt, der am engsten ist, als der stärkste.

Wichtig sind selbstverständlich die Färbungen der Zeichen.

Die Todsünde, die dem Mars zugeordnet wurde, war stets der Zorn. Zorn entsteht aus Wut, aus unbeherrschtem Ärger, der zur Selbstschädigung führen kann. PARACELSUS formulierte: »Jähzorn macht das Herz müde.« Jähzorn kostet Kraft, er erschöpft den Menschen und ruft Gegenreaktionen hervor.

Mars ist auch das Symbol für Trotz und für Intoleranz. Durch ihn vermag der Patient den Ärzten zu trotzen – auch gegen sein eigenes Interesse –, indem er Arzneien wieder ausspuckt oder voller Wut Rezepte in den Papierkorb wirft. Dieses Verhalten kann sich zu einem Amoklauf steigern, der nur durch Liebe zu stoppen ist. In den Mythen kniet Mars allein vor Venus.

Alle Marskrankheiten beginnen heftig, niemals schleichend.

Mars läßt die Galle überlaufen, das heißt, Mars kann keinen Ärger widerstandslos hinunterschlucken. Zu Mars gehören die Koliken, die lebensbedrohend sind, die beißenden Schmerzen, die zur völligen Erschöpfung führen.

Mars kann das Symbol sein für den plötzlichen Infarkt, im Gegensatz zu Saturn, der zuerst unbemerkt, dann chronisch schädigt. Insofern ist Mars oft leichter zu kurieren, weil die Schädigungen rascher zu spüren sind. Zu Mars gehören Schmerzen, von der Migräne bis zu den Krämpfen in den Beinen, ferner Verbrennungen sowie alle Kurzschlußreaktionen.

Mars/Sonne	= großer Ich-Antrieb
Mars/Mond	= seelischer Antrieb
Mars/Merkur	= Handlungsantrieb
Mars/Venus	= Gefühlsantrieb
Mars/Jupiter	= Entfaltungsantrieb
Mars/Saturn	= Traditionsantrieb
Mars/Uranus	= Intuition und technischer Antrieb
Mars/Neptun	= animalischer Antrieb
Mars/Pluto	= Machtantrieb

Mars ist der Antrieb, der ganz von der Färbung abhängt. Wenn wir einen Leichtathleten betrachten, läßt sich folgendes Beispiel entwickeln: Mars in Widder ist der Spurtläufer, Mars in Steinbock aber der Marathonläufer. Der eine verausgabt seine Antriebskraft innerhalb von Sekunden auf einer Strecke von hundert Metern, der andere teilt seine Antriebskraft über Stunden für eine Strecke von über vierzig Kilometern ein. Diese Art der Färbung haben wir dann auf die verschiedenen Krankheitsbilder zu übertragen. Der Arzt wird danach bei derselben Krankheit verschiedene Mittel zur Anwendung bringen. So spielt Mars sicher auch bei der Behandlung von zu hohem oder zu niedrigem Blutdruck eine Rolle.

Aber eines dürfen wir nie vergessen: Mars stellt die Erste Hilfe dar, da ohne ihn keine Lebensgeister wiedererweckt werden können. Insofern ist Mars alles andere als ein Übeltäter.

Jupiter

Dieser große Wohltäter der Astrologie täuscht uns oft. Jupiter als Glückssymbol zu bezeichnen wäre eine Illusion.

Jupiter bedeutet Wachstum. Wie alles Übermäßige kann auch Wachstum ins Negative umschlagen – man denke nur an das Krebswachstum. Damit soll aber nicht gesagt werden, daß Jupiter in erster Linie für die Krankheit Krebs verantwortlich ist. Jupiter kann durchaus *auch* das Symbol für diese Krankheit darstellen.

Sicher ist nur, daß kein Wachstum von heute auf morgen zum Stillstand kommt. Wenn das Wachstum nach außen aufhört, weil die Menschen sich zur Ruhe setzen, besteht die Gefahr, daß sich das Wachstum nach innen verlagert. Dies bedeutet dann unter anderem die Gefahr des Alterskrebs. Aber dafür kann ebenso Saturn wie jeder andere Planet verantwortlich sein. Jupiter wirkt wuchernd, schwellend. Das gilt zum Beispiel auch für Ödeme oder andere Schwellungen.

Die Bezeichnung *Wohltäter* hatte einst wie heute jedoch insofern ihre Berechtigung, weil Jupiter natürlich auch das Symbol für Erholung ist, für den Wiederaufbau der Gesundheit, für die Regeneration der Kräfte. Allerdings darf dabei nicht vergessen werden, daß Jupiter immer die *sinnvolle* Entfaltung bedeutet. Jupiter symbolisiert nicht das Streben, den Antrieb schlechthin (wie Mars), sondern er verlangt ein zielgerichtetes Streben.

Sehr viele Menschen werden krank, wenn sie ihren Lebenssinn verloren haben. Glücklich sind diejenigen, die sich vor der Pensionierung ein sinnvolles Hobby aufbauten. Denn der heißersehnte Ruhestand erweist sich häufig als böser Bumerang. Die ersten Wochen werden noch mit Reisen gefüllt, dann erfolgt der Zusammenbruch, und die Betroffenen fragen sich, ob das alles vom Leben gewesen sein soll. Damit kann Verzweiflung um sich greifen. Diese wiederum äußert sich in einem Verfall der Kräfte, denn wenn sich nichts mehr lohnt, brauche ich meine Kräfte ja auch nicht.

Diese Hintergründe müssen wir aus dem Horoskop herauslesen. In der Analyse beginnt oft schon der Neuaufbau. Noch wichtiger wäre jedoch die Vorsorge, nämlich die frühe Entscheidung für einen sinnvollen Lebensabend.

Die Symbolik des Jupiter als höhere Sonne ist sehr einfach aus dem Horoskop zu ersehen, denn in seinem Rhythmus durchwandelt er jedes Jahr ziemlich genau ein Zeichen beziehungsweise ein Haus. Somit ist die Färbung wie die Ausrichtung der Interessen gut abzulesen. »Mit einem Ziel lebt es sich gesünder.« Dieser Ausspruch eines Arztes verrät sehr viel Wissen um die Psyche des alternden Menschen.

Die andere Seite des Jupiter ist, daß das Ziel nicht zu hoch gesteckt sein darf. Besonders in Verbindung mit Mars zeigt Jupiter an, wie schwer es vielen Menschen fällt, Abschied von der Jugend zu nehmen. Der Jugendwahn macht sie krank, da sie unbedingt mithalten wollen, anstatt sich neue, passende Jupiterziele zu suchen.

Die Todsünde, die dem Jupiter zugeordnet wurde, ist die Völlerei. Im Grunde ist damit das Übermäßige gemeint, was schon die Griechen verdammten. Daher ist die Bezeichnung *Völlerei* nicht ganz zutreffend. Wir assoziieren in erster Linie damit nur das Essen und Trinken. Das Übermäßige kann sich ebenso im Wunsch nach Erfolg ausdrücken oder in der Sammlerwut, im Besitzergreifen. Die Kunst, Maß zu halten ist bekanntlich das Gesündeste. Insofern trägt im Bewußtsein der Menschen heute der Saturn schon sehr viel mehr gute Eigenschaften als der Jupiter. Doch lebt der Mensch weniger nach seinem Bewußtsein als nach dem Unbewußten. Im Unbewußten des Menschen hockt noch die Angst, nicht satt zu werden, nicht genügend zu trinken zu bekommen, nicht genügend Wärme oder Zuneigung zu erhalten. Dieser Moloch hat jupiterhaften Charakter, und ihn gilt es aufzuspüren. Wie schwer fällt es manchen Kurgästen, eine Diät durchzuhalten. Überwindung ist hier Voraussetzung für einen dauernden Erfolg.

Weiter gehört zur Völlerei die Rechthaberei, denn Jupiter verkörpert ja auch die Gerechtigkeit. Doch wie soll ein Kranker gesunden, wenn er meint, nur seine Art zu leben sei richtig, und er damit alle anderen Ratschläge in den Wind schlägt? Psychosomatisch heißt es: »Eine Laus läuft ihm über die Leber.« Die Leber untersteht dem Jupiterzeichen Schütze. Diese größte Drüse des Körpers hängt sehr von der symbolischen Jupiterkraft ab.

Im Grunde ist alles, was ohne Sinn erfolgt, eine Jupitersünde. Wer sich betrinkt, überfrißt, wer ohne Sinn zusammenrafft, der ist der Krankheit bereits gehörige Schritte entgegengegangen. Aber wo viel Schatten ist, da ist viel Licht. Der Kranke ist gefordert, den Sinn des Lebens wiederzufinden. In diesem Moment setzt die Heilung ein, die Therapie schlägt an, die Medizin wirkt.

Es geht darum, den Sinn einer Krankheit zu erkennen. So gut wie jede Krankheit hat einen Sinn. Er liegt nicht immer offen zutage, denn er will aufgespürt werden. Allein dieser Versuch nimmt dem Menschen etwas von der inneren Verzweiflung.

Damit kommen wir zum letzten Aspekt des Jupiter – der Undankbarkeit. Diese Sünde wird hart bestraft. Die Strafe trifft alle, die unzufrieden mit dem größten Geschenk sind, das sie je erhalten haben: mit ihrem Leben! Undankbar sein heißt, sein Leben, seine Gaben nicht zu nutzen. Geschenke also nicht anzunehmen.

Bei Jupiter möchte ich wieder PARACELSUS zu Wort kommen lassen: »Egoismus schlägt sich auf den Magen – eine Folge der Völlerei.« Natürlich ist hier die Kraft gemeint, die den Magen angreift. Die den Körper aufschwemmende Völlerei verursacht auch Verstopfungen (besonders häufig, wenn auch nicht immer, bei Jupiter im Abschnitt Jungfrau und im Aspekt mit Saturn). Jupiter entgiftet andererseits über die Leber; allerdings nur, wenn sie nicht selbst von fehlgelenkten Jupiterkräften vergiftet wird.

Die Überbetonung eines Planeten, sei er Geburtsherrscher oder höchststehender Planet, verheißt oft nichts Gutes, wenn die Aufgabe dieses Planeten nicht angenommen wird.

Saturn

Ich habe mehrmals darauf hingewiesen, daß Saturn durchaus nicht als der große Übeltäter anzusehen ist, als der er lange Zeit abgestempelt wurde. Im Gegenteil: Ist Saturn kein Krankheitsanzeiger (dazu kommen wir noch), symbolisiert er sogar vielerlei Chancen zur Heilung. Saturn vermittelt uns die Kraft der Heilkonzentration. Und er ist – das wird immer wieder vergessen – der Bewahrer des Lebens! Er schützt das Alter, denn im Sinne von Saturn ist Alter ein Verdienst. Im Alter soll der Mensch seine Belohnung finden.

Im individuellen Horoskop vertritt Saturn die ererbten Krankheiten sowie die Erbsünden. So ist es gut, in dem für diese Beziehung zuständigen Umkreis nach Saturn zu schauen, wie es etwa die Homöopathen tun. Wer aus einer Familie stammt, in der die Eltern an Krebs litten, hat mitunter selbst eine geschwächte Abwehrkraft gegen diese Krankheit mitbekommen.

Saturn symbolisiert alles Chronische, also die schleichenden Krankheiten. Chronische Leiden beginnen meist scheinbar harmlos mit den ersten Verschlackungen, den ersten Ablagerungen, die kaum spürbar sind.

Ferner symbolisiert Saturn die inneren Verkrustungen, auch solche seelischer Art, die dann am Ende zu Steinbildungen führen. Diese Krankheiten sind zunächst nicht sehr bedrückend, aber wer das Saturnische zu spät entdeckt, nimmt schwere Leiden in Kauf. Saturn zeigt uns neben inneren Verkrustungen das langsame Erstarren des Bewegungsapparates an. Hier ist auf die Knie, auf die Hände, besonders auf den Mittelfinger, zu achten. Der Mittelfinger wird mit Saturn gleichgesetzt.

Junge Leute, die innerlich früh gealtert sind, spüren Beschwerden am Rücken, bekommen Hexenschuß, das Saturnische beugt sie. Sie haben Angst vor dem Leben. So haben sie zu früh einen krummen Rücken, was sich auch seelisch niederschlägt. Anderen fällt das Bücken schwer, denn sie beugen sich nicht gerne. Sie wollen nicht nachgeben, nicht demütig sein. Demut ist jedoch eine Eigenschaft, die der symbolische Saturn fördert und sogar belohnt.

Im Alter sind die Beschwerden gravierender. Man kennt die verknöcherten, alten Herrschaften, die nicht mehr nachgeben wollen, die äußerlich starr wie ein alter Baumstamm dastehen, als könne man sie nicht bewegen. Dabei sind sie längst gebeugt, aber die fehlende Einsicht schädigt sie nun leider zusätzlich. Diese Alten wollen nicht einsehen, daß sie kürzertreten müssen. In dieser Lebenssituation macht sich dann das Gesetz des Saturn besonders schlimm bemerkbar.

Als Todsünde wurde dem Saturn der Geiz zugeschrieben. PARACELSUS meint dazu: »Geiz verkrampft die Gedärme.« Dabei sollte man nicht nur an den äußeren Geiz denken, der sich auf materielle Güter bezieht, sondern vor allem an den inneren Geiz. Er lebt in Menschen, die keine Liebe und kein Gefühl hergeben und anderen keine Hilfe anbieten. All das, was der Verstand hier anrichtet, will die Seele nicht. Dafür ein Beispiel:

Eine Dame lebte nur für ihre Kinder. Sie gab nach der Heirat ihren Beruf auf und opferte sich für ihre Familie. Dann wurden die Kinder größer. Sie lösten sich von der Mutter, die nach dem Tod ihres Mannes mit einer stattlichen Rente recht gut lebte. Alle Aufforderungen, sich jetzt für arme und hilflose Mitmenschen einzusetzen, überhörte sie. Sie war nur für ihre Kinder da. Da meldete sich die Seele mit Träumen. Ein böser Alptraum zeigte ihr, daß ihr etwas zustoßen würde und sie keine Menschenseele erreichen könne. Diesen Warntraum, der sich wiederholte, ignorierte sie. Nun griff die Seele zu stärkeren Maßnahmen. Die Dame stürzte mehrmals (aber nie sehr schlimm) in ihrer Wohnung, und auch diese Warnung fruchtete nichts, bis sie schließlich sehr hilflos in ein Heim eingeliefert wurde. Dort hat die Dame ein sehr hohes Alter erreicht, wurde aber in Einsamkeit zum Pflegefall. Ihre Sonne stand im Abschnitt Steinbock, und dies ist wohl ein plastisches Beispiel für eine saturnische Entwicklung. Übrigens war sie ihr Leben lang, das war die allererste Warnung, von Verstopfung geplagt.

Die Anlage zur Verstopfung wird seelisch meist schon in der Kindheit gelegt, wenn die Eltern etwa ungeduldig auf den Verdauungsvorgang ihrer Kinder warten und dann von einem »goldigen« Vorgang sprechen. Die Kinder registrieren unbewußt, daß das, was sie hergeben sollen, Gold wert ist und sie es eigentlich nicht verlieren wollen. Auch die Märchen erzählen davon – etwa das »Tischlein deck dich«.

Die saturnische Kraft ist der große Erzieher in uns. Wenn Warnungen nicht gehört werden, arbeitet diese Kraft mit großer Härte, besonders wenn Saturn Krankheitsanzeiger im Horoskop ist. In diesem Zusammenhang wirkt Saturn verkalkend und vertrocknend. Alle älteren Menschen wissen um diese Gefahren, und doch wird kaum rechtzeitig vorgebeugt. Die knöchernen Hände weisen auf Saturn, obwohl sonst der Körper noch recht füllig sein kann.

Saturn ist auch (mit Neptun) das Sinnbild der Angst. Nichts greift den Körper mehr an als Angst. Wird jemandem eine bösartige Krankheit diagnostiziert, stellt sich leider oft so übermächtige Angst ein, daß eine Heilung gebremst oder unmöglich gemacht wird. Hier hat der Arzt eine besonders verantwortungsvolle Aufgabe, aber auch der astromedizinisch vorgebildete Lebensberater vermag Beistand zu leisten.

Die saturnische Kraft kann Menschen trotz guter körperlicher Konstitution einen krummen Rücken aufzwingen. Wirbelsäule und Rückgrat sind intakt, aber tief im Unterbewußtsein sind die Menschen so gebeugt, daß der Körper sich schließlich dieser Haltung anpaßt.

Aus all dem scheinbar Negativen geht jedoch das Positive der saturnischen Kraft hervor. Saturn verleiht uns die Konzentration auf das Wesentliche. Dazu gehört auch, sich auf die Gesundheit einzustellen. Saturn hilft uns, Fehler, die zur Krankheit führen, zu erkennen und gegen diese Fehler anzugehen.

Viele Geburtsbilder zeigen, daß sich die Horoskopeigner mit ihrem inneren Saturn befreunden und zunächst die Angst vor Saturntransiten überwinden müssen. Sicher sind diese markant, sie weisen – was auch für Direktionen gilt – auf schwierige Lebensumstände hin. Aber immer mit dem Auftrag, solche Situationen zu meistern.

Saturn, der uns zur inneren Verkrustung führen kann, hilft wiederum, sie Schritt für Schritt abzutragen. Er zeigt uns, daß innerer Wandel große Geduld erfordert. Die Kraft der Geduld zur Genesung ist saturnisch. Mit Ungeduld wurde noch keiner gesund. Geduld ist jedoch nicht passiv. Geduld heißt auch, Rückschläge als Reaktion auf die Befreiung, die der Körper anstrebt, hinzunehmen. Die meisten Arzneien (besonders in der Homöopathie) bewirken zunächst eine Verschlechterung, ehe sie die Heilung des Körpers erkennen lassen. Auch dies ist saturnisch.

Uranus

Uranus galt seit seiner Entdeckung – im Grunde wie alle Transsaturnier – als Übeltäter, das hat sich zum Glück geändert. Uranus symbolisiert die Kraft der Intuition.

In der Astromedizin unterstützt Uranus durch intuitive Eingebungen, die den Weg zur erfolgreichen Behandlung zeigen. Intuition ist der geniale Einfall, der aber voraussetzt, daß vorher nachgedacht und aktiv gearbeitet wurde. Die Grundlagen für eine treffsichere Intuition sind erlernbar, wenn die Intuitionsgabe selbst auch ein Geschenk ist. Sie hilft beispielsweise, unter den vielfältigen Medikamenten das richtige für den Patienten herauszusuchen. Diese Kunst beherrschen wenige Heilkundige, aber es ist eine Kunst, die trainiert werden sollte.

Uranus symbolisiert das Neue, das Bahnbrechende, das Revolutionäre, damit auch den plötzlichen Ausbruch einer Erkrankung, die ein Leben bis in die Grundfesten zu verändern vermag.

Oft wirkt hier das Unbewußte, das vom bisherigen Ablauf des Lebens genug hat und nun umschalten oder aussteigen will. Alle plötzlichen und in völlig neue Richtung zielenden Reaktionen des Körpers werden durch Uranus symbolisiert. Das kann sehr nützlich sein, wenn ein starker Raucher beschließt, nun keine Zigarette mehr in die Hand zu nehmen. Uranus steht für die Hilfe, sich schlechte Gewohnheiten über Nacht abzugewöhnen. Ob das Neue durchgehalten wird, hängt von der saturnischen Kraft in einem Menschen ab. Immerhin können hier Astrologen helfen.

Uranus versinnbildlicht auch die Technik. Diese hat in den letzten Jahrzehnten die Medizin revolutioniert. Das ist auch ein Grund dafür, warum die alten astromedizinischen Regeln nicht mehr greifen und warum vor allem die pessimistischen Voraussagen nicht mehr gültig sind.

Technik bezieht sich auch auf neue Operationsmethoden. Dafür ist Uranus das Symbol schlechthin. So empfiehlt es sich, bei einer Operation die Betrachtung des Uranus miteinzubeziehen. Astromedizinisch sollten zudem zwei Mondstände berücksichtig werden: Vollmond und Neumond, weil in dieser Zeit der Erfahrung nach (was Schulmediziner bestätigen) vermehrt Blutungen und Komplikationen auftreten können. Bei Notoperationen sollte auf die Planetenstellung aber keine Rücksicht genommen werden. Ich weise *ausdrücklich* darauf hin, daß bei der Festlegung von Operationen *ausnahmslos der Arzt* zu bestimmen hat. Sein Rat gilt, der Astrologe muß bescheiden zurückstehen. Leider richten sich manche Patienten mehr nach ihrem Astrologen als nach dem behandelnden Arzt – und das kann für sie fatale Folgen haben.

Selbstverständlich gibt es Operationen, die notwendig, aber nicht eilig sind. Ich kenne mehrere Ärzte, die in solchen Fällen nichts dagegen haben, daß über den Termin – also nicht über die Notwendigkeit einer Operation – beratschlagt wird. Es gibt auch die Entscheidung, ob eine Operation überhaupt stattfinden soll. Wenn eine Operation nach Beratungen in der Familie, mit dem Arzt oder mit dem Astrologen abgelehnt wird, muß der Arzt *immer* einverstanden sein. Wenn zu einer Operation geraten wird, selbstverständlich auch. Dies gilt *absolut*. Über den Planeten Uranus kann nun der eventuelle Termin einer Operation mit ersehen werden. Ist dies möglich, sollte es auch geschehen.

Uranus konnte keine der sieben Todsünden zugeordnet werden. Wenn wir aber das Prinzip der Todsünden fortschreiben wollten, müßten wir Uranus die Todsünde *Technik* zuordnen. Die Technisierung des Alltags nimmt gravierenden

Einfluß auf unsere Gesundheit. Infolge des Bewegungsmangels wird das Herz nicht mehr trainiert. Viele sitzen abends stundenlang regungslos vor dem Fernsehapparat. Das gesündeste Laufen, das Treppensteigen, ist so gut wie abgeschafft. Kinder laufen nicht mehr, sondern fahren zur Schule. Wir leben in überheizten Räumen; unser Körper erfährt keine Abhärtung mehr. Die Technik hilft, es uns bequem zu machen. Ein bequemer Körper jedoch ist meist unfähig, sich gegen Krankheit zu wehren. Die Sünden der Technik setzen sich in der massiven elektronischen Verkabelung im Haushalt fort, ebenso in Behandlungsmethoden, die unerprobt sind, wie Magnetfeld-Therapie oder Laser-Akupunktur. Auch Kleidungsstoffe sind oft chemisch hergestellt und zum Teil gesundheitsschädlich. Jedoch den größten Einwand gibt es gegen die Technisierung der Nahrungsmittelherstellung. Sicher kann der einzelne dagegen wenig unternehmen, er kann nur verzichten und sich da bedienen, wo möglichst naturbelassene Lebensmittel angeboten werden. Auch bei Medikamenten ist aufzupassen. Statt chemisch fabrizierte Vitamintabletten zu schlucken, sollte die Ernährung lieber auf mehr Gemüse und Obst umgestellt werden.

Der symbolische Uranus gibt uns noch weitere Signale. Er zeigt an, welcher Mensch überempfindlich gegen Krankheiten begünstigende Störzonen ist. Untersuchungen haben beispielsweise ergeben, daß auch ein nachfolgender Wohnungsbenutzer an einer besonderen Schlafstelle an Krebs erkrankte. Es ist die Intuition, mit deren Hilfe wir solche Stellen ausfindig machen können – meist auf verblüffend leichte Art, zum Beispiel über das Pendeln. Manche mögen darüber lachen, aber es schadet nicht, bei negativem Pendelausschlag das Bett nur wenige Zentimeter wegzurücken. Welche Strahlen von Computern ausgehen, ist noch unerforscht, aber auch dieses Thema gehört zum uranischen Bereich.

Uranus gibt Hinweise auf neue Heilungsmethoden. Dabei sei erwähnt, daß nicht das absolut Neue zu Uranus gehört, sondern das Neue, das auf dem Alten aufbaut. Tradition, die sich wandelt, ist das Fortschrittlichste überhaupt. Dafür steht Uranus. Immerhin ist ihm ein Tierkreisabschnitt zugewiesen worden, der früher von der Motorik her als fest eingestuft und dem Saturn zugeschrieben worden war. (Die Zuordnung der Planeten zu den Tierkreisabschnitten folgt im nächsten Kapitel.)

Uranus wirkt verkrampfend, aber auch krampflösend. Hier sehen wir wieder die grundsätzliche Dualität aller Kräfte. Uranus weist uns manchen neuartigen Weg zur Gesundung und Regeneration, der tief in traditionellem Heilwissen wurzelt.

Pluto

Seitdem Pluto entdeckt wurde, hat er gerade die Sommer- und fast alle Herbstzeichen durchlaufen oder berührt. Also sind die Aussagen über diesen Planeten sehr vorsichtig anzuwenden.

Pluto gilt – und dies scheint völlig richtig zu sein – als höhere Stufe des Mars. Er symbolisiert gleichzeitig auch den dunklen, vom Verstand nicht gesteuerten Trieb. Das Unbewußte muß jedoch aufgehellt werden. Es braucht oft einige Zeit, ehe die Menschen ihre dunklen, unbewußten Motive oder ihr Schicksal verstehen. Der unbekannte Trieb, der in jedem von uns lebt, kann unseren Interessen schaden. Dies gilt ganz besonders für den Umgang mit Macht. Pluto zeigt den Machtanspruch an. Ist dieser nicht bewußt, wird es stets Situationen geben, wo er unkontrolliert durchbricht, beispielsweise in der Partnerschaft (Pluto im siebten Haus), bei Freunden (Pluto im elften Haus) oder daheim (Pluto im vierten Haus). So wird dieser Planet oft auch der Ellbogen-Planet genannt, der zum Mißbrauch von Herrschaft verführt. Paracelsus meinte zu diesem Thema: »Herrschsucht führt zur Atemnot und zum Asthma.« Das ist sehr einleuchtend, denn oft traut sich der dunkle Anspruch nicht ins Licht, und dann wird er wie so manche Wut heruntergeschluckt. Aber das Heruntergeschluckte will nach oben und heraus. Der Verstand unterdrückt diesen Prozeß, so entsteht ein Kampf, der dem Menschen meist gar nicht bewußt ist. Wird aber immer mühsam etwas zurückgedrängt, dann verschluckt es sich, dann setzt Atemnot ein, Asthma droht und kann den Menschen bis zur Herzattacke treiben. Der Mensch schädigt sich selbst. Deswegen können wir Pluto auch die neue Todsünde des Machtmißbrauchs zuschreiben.

Bei einer mit Machtmißbrauch verknüpften Krankheit toben sich die Menschen aus. Sie verlangen entweder ganz besondere Pflege, kommandieren und tyrannisieren oder bauen eine sanfte Diktatur zur Erpressung von Mitleid auf. Wenn Krankheit nicht auch als Sühne oder Herausforderung verstanden wird, sondern nur als unverdientes Geschick, besteht die Gefahr, die Krankheit als Machtinstrument zu gebrauchen.

Zum Pluto zählen jedoch vor allem die Sünden gegen sich selbst. An erster Stelle steht hier der Selbstmord. Dazu gehört auch der unbewußte Selbstmord. Er ist sehr viel häufiger, und er wird auch meist nicht als Selbstmord erkannt. Oft wird ein Selbstmordversuch als Machtmittel gebraucht, um Schuldgefühle auszulösen. Die Drohung mit dem Tod ist ein weiterer Machtmißbrauch, ebenso die vergleichsweise harmlose Drohung, die Nahestehenden zu enterben. Die unbeherrschten Kräfte des Pluto können Haß hervorrufen und damit die Seele, den Geist und den Körper zerstören.

Wie können wir uns die hellen Seiten des Pluto nutzbar machen? Indem wir die dunklen Triebe, die ja nicht negativ zu bewerten sind, erkennen und annehmen. Das Bewußtsein über ihre Macht ermöglicht die Kontrolle. Ferner sollte man die Kraft des Pluto zur Heilung einsetzen. Diese dunkle Kraft ist nämlich machtvoll; sie kann wie der Glaube Berge versetzen.

Pluto galt immer als der Hüter der Schätze, die in der Erde ruhen. Übersetzt heißt das, daß der Pluto in uns wahre Kräfte (die Schätze sind) freisetzen kann, so daß hier plötzlich ein Wille aus der Tiefe aufbricht, gegen den der Marswille, der mehr vom Kopf gesteuert wird, als kleiner David gegen den Goliath dasteht. Wenn sich beide Kräfte vereinen, öffnen sich ungeahnte Möglichkeiten.

Die psychosomatische Symbolik der Planeten

Sonne	= Lebenskraft, Herz, Lebensmut und Wagnis.
Mond	= Seelenkraft, Gemüt, Unbewußtheit, Gewissen.
Merkur	= Lebensumsetzung, Handlungskraft, Nerven.
Venus	= Gefühl, Empfindungskraft, Emotionen, Kreativität.
Mars	= Antrieb, Energie, Wille, Ehrgeiz.
Jupiter	= Wachstum, Wucherungen, Übermut, Sinnstreben, Glaube.
Saturn	= Verwurzelung, Konzentrationskraft, Prüfungen, Hartnäckigkeit.
Uranus	= Intuition, Umwälzungen, Operationen, neue Ansichten.
Neptun	= Instinkt, Inspiration, Sucht, Illusionen, Täuschungen.
Pluto	= Durchsetzungskraft, Machtanspruch, dunkler Trieb.

Alle diese Kräfte enthalten Gefährdungen, aber auch Heilungschancen.

Die Tierkreiszeichen in astromedizinischer Sicht

Bevor wir die Tierkreisabschnitte oder Zeichen astromedizinisch betrachten, möchte ich in Stichworten einen Überblick über die jeweiligen Färbungen geben. Die Färbung ist so wesentlich, daß jeder Planet unter den zwölf Zeichen eines findet, dessen Färbung genau auf ihn paßt. Früher hieß es, der Planet habe hier sein Domizil oder er wäre der Herrscher. Dieser Begriff ist jetzt zwar allgemein gebräuchlich, jedoch sollte man ihn nicht zu wörtlich nehmen.

Die *Tierkreiszeichen* geben (zusammen mit den Häusern, das sei hier schon betont) die Körperpartien an, wo generell die Anlage zu einer Krankheit besteht oder sich entwickeln kann.

Die *Häuser* dagegen zeigen die kranken Körperpartien an, die durch eine falsche Lebensweise konkret betroffen wurden. Hier spielt die Psychosomatik eine herausragende Rolle.

Es ist wahrscheinlich, daß die Tierkreisabschnitte auch auf Erbanlagen hinweisen, während die Häuser anzeigen, was durch eigenes Handeln ausgelöst wurde.

Die zwölf Zeichen des Tierkreises wurden auf den Körper verteilt. Dieses erprobte System wurde vor gut 2000 Jahren entwickelt und nennt jeweils die Partien des Körpers, die für die Handlungen der Planetenkräfte entscheidend sind. Eine

Spezialisierung auf die Tierkreiszeichen ohne Berücksichtigung der Häuser (siehe dort) wäre allerdings nicht korrekt. Hier liegt auch die Schwierigkeit für die richtige Diagnose. Sie erfordert kontinuierliche Übungspraxis.

Die konkrete Diagnose, darauf sei erneut hingewiesen, muß der ausgebildete Heilkundige erstellen. Uns geht es um die astromedizinische Analyse zur Aufdeckung des psychosomatischen Ursprungs und der seelischen Begleiterscheinungen einer Krankheit. Dazu bedarf es keiner schulmedizinisch exakten Diagnose, weil das Psychosomatische sich höchst vielfältig und oft konträr zeigen kann.

Zeichen	Vorzug	Allgemein	Gefahr	Planet
Widder	Mut	Elan	Übereilung	Mars
Stier	Geduld	Beharrung	Sturheit	Venus M
Zwillinge	Kommunikation	Wachheit	Wankelmut	Merkur M
Krebs	Betreuung	Einfühlung	Ausweichen	Mond
Löwe	Würde	Führung	Anmaßung	Sonne
Jungfrau	Vernunft	Genauigkeit	Pedanterie	Merkur A
Waage	Harmonie	Diplomatie	Spielerei	Venus A
Skorpion	Leidenschaft	Eindringen	Schroffheit	Pluto
Schütze	Gerechtigkeit	Sinnsuche	Eitelkeit	Jupiter
Steinbock	Ehrgeiz	Distanz	Eigensinn	Saturn
Wassermann	Geistigkeit	Optimismus	Illusionen	Uranus
Fische	Inspiration	Mitgefühl	Trägheit	Neptun

M = Venus und Merkur als Morgenstern
A = Venus und Merkur als Abendstern

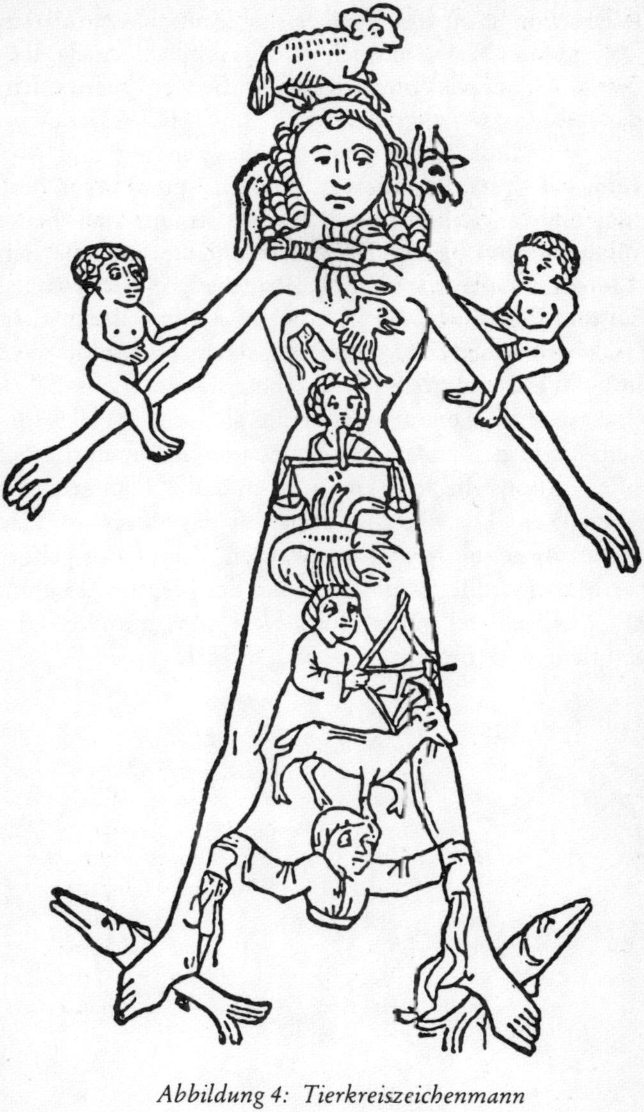

Abbildung 4: Tierkreiszeichenmann

Die Zuordnung zu den Tierkreisabschnitten stammt aus einer Zeit, da mit Häusern noch nicht gearbeitet wurde. Damals gab es – und zwar sehr lange – nur die vier Quadranten, also die Räume zwischen Aszendent und MC beziehungsweise IC und die Räume zwischen Deszendent und MC beziehungsweise IC. Es ändert aber überhaupt nichts an dem Wert der ursprünglichen Einteilung; sie stimmt auch heute noch überraschend genau. Noch erstaunlicher ist, wie sich diese Einteilung sogar nach Entdeckung der Planeten Uranus, Neptun und Pluto, also der Transsaturnier, bewährt hat. In den Tierkreismännern oder -frauen aus dem Mittelalter wird uns dieses Wissen anschaulich überliefert.

Wer diese Bilder betrachtet, denke sich dabei gleich die Planeten, die in den jeweiligen Zeichen die ihnen am besten passende Färbung finden. Denn es sind die Planeten, die etwas bewirken! Die Färbung zeigt nur das »Wie« an. Das kann nicht oft genug wiederholt werden. Zum Kopf gehört also der Mars (Widder), zu den Füßen der Neptun (Fische), zu den Geschlechtsteilen der Pluto (Skorpion), zum Hals die Venus (Stier) als Morgenstern – und so fort.

Widder

Färbungsverwandter Planet: Mars
Element: Feuer
Motorik: Bewegend
Aktion: Auslösend
Grundaufgabe: Motorische Innervation (Weiterleitung der von den Nerven aufgenommenen Reize an den Organismus)
Hauptorgan: Großhirn
Körperregion: Kopf
Aspekte der Astromedizin: Kopfschmerzen, Kopfverletzungen aller Art, Migräne, Tumoren im oder am Kopf, Schädigungen der Augen, der Ohren, der Nase und des Mundes. Alle Zahnerkrankungen und Zahnbehandlungen. Alle Gesichtsverletzungen. Gehirnschlag, Blutandrang zum Kopf, Durchblutungsstörungen der Kopfregionen und des Gehirns. Schwindelanfälle. Chronische oder akute Nasenerkrankungen. Schnupfen. Wachstum und Ausfall der Haare, Ausschläge am Kopf. Geistige Überanstrengung, die oft als Müdigkeit erlebt wird.

Zum Widdertypus gehören ferner: die Denktätigkeit, der Verstand, der bewußte Wille, die Logik.

Den *Gegenpol* stellt das Zeichen *Waage* dar, das bei jeder Widderbetrachtung mit einbezogen werden muß.

Stier

Färbungsverwandter Planet: Venus als Morgenstern
Element: Erde
Motorik: Fest
Aktion: Reagierend
Grundaufgabe: Vegetative Innervation (das autonome Nervensystem und seine Funktionen betreffend, das in Bewegung gesetzt wird)
Hauptorgan: Zwischenhirn
Körperregion: Hals
Aspekte der Astromedizin: Nacken, Genick, Rachen, Kehle, Bronchien und die Luftröhre. Angina, Diphtherie, Erstikkungsanfälle. Die meisten Erkältungskrankeiten (Schnupfen siehe auch Widder), Husten, Heiserkeit, Versagen der Stimme. Stimmbandschädigungen. Schilddrüse, Kropf.

Nahrung und Nahrungsaufnahme. Ernährungssünden. Appetitlosigkeit oder fehlender Geschmackssinn. Diäten (die jedoch schwer durchgehalten werden).

Die Grundhaltung ist eher konservativ und materialistisch, so daß der Stiertypus psychosomatische Argumente kaum akzeptiert. Hilfreich ist eine liebevolle Pflege.

Den *Gegenpol* stellt das Zeichen *Skorpion* dar, das bei jeder Stierbetrachtung mit einbezogen werden muß.

Zwillinge

Färbungsverwandter Planet: Merkur als Morgenstern
Element: Luft
Motorik: Anpassend
Aktion: Auslösend
Grundaufgaben: Durchlüftung, Oxydation (die Verbindung eines Stoffes mit Sauerstoff)
Hauptorgan: Luftröhre
Körperregionen: Hände, Arme sowie Lungenspitzen und Luftröhre.
Aspekte der Astromedizin: Lungenentzündungen, Asthma, Brust- und Rippenfellentzündungen, Bronchien (siehe auch Stier). Luftröhrenkatarrh, Tuberkulose, Lungentumoren. Ein- und Ausatmung. Lufthunger, Luftkuren.

Das Nervensystem (maßgebend Merkur als Morgenstern).

Arme, Hände, Schultern: alle Verletzungen dieser Organe bis zu den Frakturen und ihr Bezug zum gesamten Bewegungsapparat.

Sprachstörungen. Stottern, Verschlucken von Wörtern und Silben und dergleichen.

Die gesamte Konstitution erscheint eher nervös, wenn auch schnell reagierend, woraus oft neue Schädigungen resultieren.

Den *Gegenpol* stellt das Zeichen *Schütze* dar, das bei jeder Zwillingsbetrachtung mit einbezogen werden muß.

Zum Abschnitt *Zwillinge* wäre noch anzufügen, daß ältere Autoren die Arme, die in ihrer Gesundheit dem Zeichen Zwillinge zugeordnet sind, zu Recht noch einmal unterteilt haben: Die Einteilung beginnt mit dem Zeichen Zwillinge und endet mit dem Zeichen Jungfrau: Die *Oberarme* gehören zum Zeichen Zwillinge. Die *inneren Ellbogen* werden dem Zeichen Krebs zugeordnet. Diese Zuordnung erscheint einleuchtend, wenn wir Eltern beobachten, wie sie ihre kleinen Kinder in die Ellenbeuge legen und wiegen. Der *Unterarm* gehört dem Zeichen Löwe. Hier liegt die Kraft, etwa zum Halten der Waffen oder der Werkzeuge. Die *Hände* gehören schließlich zum Zeichen Jungfrau. Ich persönlich plädiere dafür, daß die linke Hand zum Luftzeichen Zwillinge gehört, die rechte Hand zum Erdzeichen Jungfrau. Meine bisherige Erfahrung unterstützt diese Unterscheidung. Jungfrau ist mit dem Merkur als Abendstern verwandt. So läßt sich streiten, ob dies richtig wäre, da ja Jungfrau ein reales Erdzeichen ist. Und mit unseren Händen verrichten wir meist etwas Reales. Denken wir jedoch an das medizinische Handauflegen oder an das Beschwören mit den Händen, dann käme doch eventuell das Zeichen Zwillinge in Frage.

Krebs

Färbungsverwandter Planet: Mond
Element: Wasser
Motorik: Bewegend
Aktion: Reagierend
Grundaufgabe: Verdauung (auch in übertragenem Sinn)
Hauptorgane: Magen, Brüste
Körperregionen: Magen, Speiseröhre und Brust
Aspekte der Astromedizin: Alle Ödeme und Wasseransammlungen. Die untere Lunge.

Sympathicus, Pankreas, Speicheldrüse und Erkrankungen des lymphatischen Systems.

Magengeschwüre (seelisch: alles was auf den Magen schlägt).

Alle Gemütsverstimmungen, Schlaflosigkeit mit allen Folgen für den Gesamtzustand. Gemütskrankheiten, Depressionen. Suchtverhalten.

Psychosomatisch: Der Gesamttypus ist konservativ und fortschrittlich zugleich. Dieser Zwiespalt löst oft Ängste aus. Unerklärliche Ängste sind in der Regel diesem Tierkreisabschnitt zuzuordnen. Dazu gehören die Ängste der Lebensbewältigung, obwohl ein starker, manchmal sogar krankhafter Lebenshunger besteht.

Den *Gegenpol* stellt das Zeichen *Steinbock* dar, das bei jeder Krebsbetrachtung mit einbezogen werden muß.

Löwe

Färbungsverwandter Planet: Sonne
Element: Feuer
Motorik: Fest
Aktion: Auslösend
Grundaufgabe: Blutkreislauf
Hauptorgane: Herz, Aorta
Körperregionen: Herz, Körperschlagader, Rücken (ohne Skelett)
Aspekte der Astromedizin: Kranzarterien, Herzbeschwerden, Herzneurosen, Herzbeutelentzündungen, schleichende Herzkrankheiten.

Das Rückenmark und seine Verletzungen, Durchblutungsstörungen. Zu hoher oder zu niedriger Blutdruck, Störungen der Blutzirkulation, Blutbelastungen.

Die gesamte motorische Regulation, die vom Herzen bewältigt wird. Zu schneller, zu stockender Herzschlag.

Die Reflexe des Zentralnervensystems.

Psychosomatisch: Der Löwetypus ist konservativ und stolz, gekränkter Stolz führt oft zu psychosomatischen Erkrankungen, die den Puls fliegen lassen und schwer aufzuspüren sind. Ebenso zählen Verlust von Autoriät oder allgemeine Einschränkungen zu den Krankheitsursachen dieses Typus. Diese psychosomatischen Ursachen werden aus falsch verstandenem Stolz nur meist nie zugegeben.

Den *Gegenpol* stellt das Zeichen *Wassermann* dar, das bei jeder Löwebetrachtung mit einbezogen werden muß.

Jungfrau

Färbungsverwandter Planet: Merkur als Abendstern
Element: Erde
Motorik: Anpassend
Aktion: Reagierend
Grundaufgabe: Bereitung des Speisesaftes
Hauptorgan: Darm
Körperregionen: Darm, Bauchspeicheldrüse, Eingeweide
Aspekte der Astromedizin: Entzündungen des Darms, Darmgeschwüre, Tumoren im Darm, Darmbakterien und -vergiftungen. Verdauungsschwierigkeiten, Durchfall, Verstopfung.

Alle Vergiftungen des Körpers – vor allem durch falsche Ernährung, chemische Lebensmittelbehandlungen oder Arzneimißbrauch.

Nervöse Unterleibsbeschwerden (Merkur als Abenstern) sowie Beeinträchtigungen des vegetativen Nervensystems.

Beschwerden des Blinddarms, der Milz, Zuckerkrankheit und Bauchfellentzündungen.

Psychosomatisch: Der Jungfrautypus ist empfänglich für psychosomatische Erkrankungen, die sich auf das Verdauungssystem konzentrieren. Neid kann in psychosomatischer Perspektive eine wichtige Rolle spielen. Mangelnde Anerkennung der Leistungen ist eine weitere Ursache für Erkrankungen.

Den *Gegenpol* stellt das Zeichen *Fische* dar, das bei jeder Jungfraubetrachtung mit einbezogen werden muß.

Waage

Färbungsverwandter Planet: Venus als Abendstern
Element: Luft
Motorik: Bewegend
Aktion: Auslösend
Grundaufgabe: Entschlackung
Hauptorgan: Nieren
Körperregionen: Nieren, Nebenniere, Gebärmutter
Aspekte der Astromedizin: Nierenerkrankungen, Nierenstau, Nierentumoren, Nierenversagen, Nierensteine und Nierengries.

Zuckerkrankheit (siehe auch Jungfrau), Hauterkrankungen (meist mit Saturn in einer Verbindung mit Venus).

Harnsteine, Harnsäure. Blasenerkrankungen, Blut im Harn, unreine Blutbilder. (Mars in Waage oder Mars in Opposition zu Venus).

Psychosomatisch ist der Waagetypus bei schwierigen Partnerbindungen gefährdet, was sich sehr häufig über Nierenbeschwerden zeigt. Gute Partnerbeziehungen begünstigen die Heilung. Die innere Balance ist ausschlaggebend für die Genesung. Ausgeglichenheit im Hormonhaushalt ist wesentlich. Den *Gegenpol* stellt das Zeichen *Widder* dar, das bei jeder Waagebetrachtung mit einbezogen werden muß.

Skorpion

Färbungsverwandter Planet: Pluto
Element: Wasser
Motorik: Fest
Aktion: Reagierend
Grundaufgabe: Zeugung
Hauptorgan: Geschlechtsorgane
Körperregionen: Geschlechtsorgane, beim Mann auch die Prostata
Aspekte der Astromedizin: Der Mastdarm und (mit Waage) die Blase, die Gebärmutter und die Hoden sowie Infektionen, Tumoren und alle übrigen Erkrankungen des Genitalbereichs.

Ausscheidungen und Reinigung von Schlacken. Die Harnröhre und ihre Schließmuskeln, auch die Hämorrhoiden. Schließlich bei der Frau der Geburtsakt.

Die Abwehrkräfte gegen Gifte, das gesamte Immunsystem. Auch das Rheuma ist teilweise hier einzuordnen.

Psychosomatisch: die Impotenz des Mannes oder die Frigidität der Frau. Bei der Frau auch die Gebärfähigkeit. Insgesamt zu beachten: der Selbstschutzinstinkt.

Den *Gegenpol* stellt das Zeichen *Stier* dar, das bei jeder Skorpionbetrachtung mit einbezogen werden muß.

Schütze

Färbungsverwandter Planet: Jupiter
Element: Feuer
Motorik: Anpassend
Aktion: Auslösend
Grundaufgaben: Blutbildung, Entgiftung
Hauptorgan: Leber
Körperregionen: Leber, Galle, Ischiasnerv, Lenden, Oberschenkel, Adern oder Venen
Aspekte der Astromedizin: Schädigungen der Leber und der Galle. Entzündungen, Verletzungen, Tumoren. Folgen des Wohllebens.

Thrombosen, Krampfadern, Blutstauungen. Sport- und Muskelverletzungen. Schmerzender Ischiasnerv.

Abwehrkraft gegen Krebs und Aids (zusammen mit Skorpion).

Psychosomatisch: Standfestigkeit. Zivilcourage, das Aushalten des Leistungsdrucks. Die aufrechte Haltung. Die Standfestigkeit (auch innerlich) wird hier überprüft. Die Kraft, seinen Idealen treu zu bleiben und sie durchzusetzen. Das Herauswachsen aus dem animalischen Bereich (Beispiel: das Bild des Kentaur).

Den *Gegenpol* stellt das Zeichen *Zwillinge* dar, das bei jeder Schützebetrachtung mit einbezogen werden muß.

Steinbock

Färbungsverwandter Planet: Saturn
Element: Erde
Motorik: Bewegend
Aktion: Reagierend
Grundaufgabe: Festigung des Lebenden
Hauptorgane: Knie, Gelenke
Körperregionen: Knie, Gelenke, Bänder
Aspekte der Astromedizin: Erstarrung und Unbeweglichkeit der Knie. Elastik der Bänder, Beweglichkeit der Gelenke. Gelenkrheuma.

Alle schleichenden Gebrechen, Gichtbelastungen, Skelett, Rücken, Knochen, Knochengerüst. Altersstarre. Die Federung der aufrechten Wirbelsäule.

Alle langwierigen Krankheiten. Daher ist hier auch die Krebskrankheit mitzubetrachten, die traditionell dem Jupiter, aber auch dem Saturn zugeordnet wurde. Alterskrebs ist sicher saturnisch.

Psychosomatisch: Die »weichen« Knie, aber auch die Unnachgiebigkeit, der Unglaube, der Verlust der Demut. Halsstarrigkeit, was sich oft in starren Knien ausdrückt (in allen Religionen muß gekniet werden). Prüfungsscheu sowie die grundsätzliche Lebensangst.

Den *Gegenpol* stellt das Zeichen *Krebs* dar, das bei jeder Steinbockbetrachtung mit einbezogen werden muß.

Wassermann

Färbungsverwandter Planet: Uranus
Element: Luft
Motorik: Fest
Aktion: Auslösend
Grundaufgabe: Gegenrhythmus des Kreislaufs
Hauptorgan: Unterschenkel
Körperregionen: Unterschenkel, Waden
Aspekte der Astromedizin: Wadenkrämpfe, Thrombosen, Venenentzündungen, das Anschwellen der Beine, Gehstörungen – soweit sie aus den Waden kommen.

Alles plötzlich Auftretende, wie Infarkte und Embolien, sowie alles mit dem Blutkreislauf Zusammenhängende. Die Leukämie, die krankhafte, abnorme Vermehrung der weißen Blutkörperchen und relative Verminderung der roten Blutkörperchen; mitzubeobachten sind daher die Blutbildungsstätten Milz und Knochenmark.

Psychosomatisch: Die Selbsttäuschung. Das Gefühl: »Ich bin bereits gesund«. Die Ablehnung bewährter Heilungsmethoden. Sucht nach neuen Mitteln und Erkenntnissen. Ablehnung der Schulmedizin. Eingeschworensein auf alternative Behandlungsweisen. Kurzschlußreaktionen beim Auftreten und Verlauf einer Krankheit.

Den *Gegenpol* stellt das Zeichen *Löwe* dar, das bei jeder Wassermannbetrachtung mit einbezogen werden muß.

Fische

Färbungsverwandter Planet: Neptun
Element: Wasser
Motorik: Anpassend
Aktion: Reagierend
Grundaufgaben: Stoffwechsel
Hauptorgan: Fuß
Körperregionen: Füße, Lymphsystem
Aspekte der Astromedizin: Schädigungen der Füße, der Zehen, des Fersenbeines.

Kalte Füße als wichtiger Krankheitsanzeiger. Von den Füßen her ist der gesamte Körper zu beeinflussen; Beispiel: Fußreflexzonenmassage. Senkfuß, das häufige Umknicken oder das Fallen über die eigenen Füße, mangelnde Standfestigkeit auf dem Boden.

Fettansatz, Phlegma, Suchtschädigungen. Die Übersensibilisierung des gesamten Lymphsystems. Depressionen und Halluzinationen.

Psychosomatisch: Bereitschaft zum Leiden, um andere zu erpressen. Krankheit als Mittel zum Zweck. Sehnsucht nach Umsorgtsein, daher Wünsche nach Krankenhausaufenthalten oder Kuren. Furcht, gesund zu werden. Eigene Irrtümer nicht sehen oder stets in sie zurückverfallen.

Den *Gegenpol* stellt das Zeichen *Jungfrau* dar, das bei jeder Fischebetrachtung mit einbezogen werden muß.

Tierkreisachsen und Gesundheit

Bei den Tierkreisabschnitten ist immer das Gegenzeichen in die Betrachtung miteinzubeziehen. In der Astrologie drängt alles zum Gegenpol. Das Ich (Aszendent) zum Du (Deszendent), die Herkunft (Himmelstiefe) zur Außenwelt (Himmelsmitte). So hängen beide Zeichen der Tagundnachtgleiche (Widder und Waage) zusammen, ebenso die anderen Zeichen, die in Opposition gegenüberliegen.

Grundlegend ist das Zusammenspiel von Sonne und Mond, denn Vollmond setzt voraus, daß der Mond in Opposition zur Sonne steht; er muß also im Gegenschein zu jenem Zeichen stehen, in dem sich die Sonne befindet:
Widder – Waage
Stier – Skorpion
Zwillinge – Schütze
Krebs – Steinbock
Löwe – Wassermann
Jungfrau – Fische.

Astromedizinisch betrachtet, läßt sich folgende Wechselbeziehung zusammenstellen:
Die *Widderregion* (Kopf) hat auch Beziehung zur *Waageregion* (Niere).
Die *Stierregion* (Hals) hat auch Beziehung zur *Skorpionregion* (Geschlechtsorgane).
Die *Zwillingeregion* (Atmung/Schulter) hat auch Beziehung zur *Schützeregion* (Hüfte, Bewegungsapparat).
Die *Krebsregion* (Brust/Magen) hat auch Beziehung zur *Steinbockregion* (Verhärtungen, Knie).
Die *Löweregion* (Herz) hat auch Beziehung zur *Wassermannregion* (Blutkreislauf).

Die *Jungfrauregion* (Darm) hat auch Beziehung zur *Fischeregion* (Füße, Standfestigkeit).
Die *Waageregion* (Nieren) hat auch Beziehung zur *Widderregion* (Kopf).
Die *Skorpionregion* (Geschlechtsorgane) hat auch Beziehung zur *Stierregion* (Hals).
Die *Schützeregion* (Hüfte, Bewegungsapparat) hat auch Beziehung zur *Zwillingeregion* (Atmung, Schulter).
Die *Steinbockregion* (Knie) hat auch Beziehung zur *Krebsregion* (Magen).
Die *Wassermannregion* (Blutkreislauf) hat auch Beziehung zur *Löweregion* (Herz).
Die *Fischeregion* (Füße) hat auch Beziehung zur *Jungfrauregion* (Darm).

Wir wissen nun, welchen Tierkreisabschnitten welche Körperregionen zugeteilt werden. Auch ohne bereits die Krankheitsanzeiger zu kennen, die später vorgestellt werden, sind wir nun in der Lage, vorbeugende Maßnahmen zu ergreifen.

Die Hinweise entsprechen den eben beschriebenen Achsenverbindungen. So folgt auf das Zeichen Widder das Zeichen Waage, dann das Zeichen Stier mit dem Zeichen Skorpion und so fort.

Wie gehen wir vor? Wer kein Horoskop zur Hand hat, der kann sich nur nach dem Sonnenstand richten, zumindest wird er dann keinen Fehler machen.

Wer ein Horoskop besitzt, sollte zuerst feststellen, ob Sonne und Merkur in *einem* Zeichen stehen. Er liest bei beiden entsprechenden Gruppen die Hinweise und wird spüren, welche für ihn zutreffen. Dann sollte nach dem Aszendenten geschaut werden.

Der Aszendent und das erste Haus zeigen die Grundkonstitution an, wie wir noch sehen werden. Auch sollten beide

Gruppen studiert werden, um zu entscheiden. Liegen Sonne und Aszendent in einem Zeichen, ist die Antwort eindeutig.

Es bleibt noch die Möglichkeit, daß sich außer dem Sonnenstand viele Planeten (ab der Anzahl vier) in einem Zeichen ballen. Dann würden sich eindeutig dieses Zeichen und sein Oppositionszeichen für die Gesundheitsvorsorge herausschälen.

WIDDER – WAAGE

Widder

Für gute Gehirndurchblutung sorgen. Den Kopf anstrengen. Denkübungen, Gedächtnistraining. Bei Kopfschmerzen und einsetzender Migräne sofort nachfragen: Worüber zerbreche ich mir den Kopf? Die seelischen Ursachen ergründen sowie den Arzt konsultieren. Möglichst wenig Schmerztabletten zu sich nehmen, weil diese das Problem nicht lösen. Auch erkennen, daß nicht alles mit dem Kopf zu steuern ist. Mut haben, einmal nachzugeben, sich fallen zu lassen. Nicht immer siegen, nicht immer der Stärkere sein wollen. Übertreibungen vermeiden. Sich entspannen, wenn möglich durch autogenes Training. Auf heißen Kopf achten, das heißt auch »kühlen« Kopf zu bewahren.

Waage

Nierenstörungen auch auf seelische Ursachen hin durchdenken. Meist sind Partnerschwierigkeiten (oder Probleme mit anderen Menschen) die wahre Ursache. Ansonsten viel stilles Wasser trinken. Auf gute Durchspülung der Nieren achten (Kräutertees).

Eitelkeit überwinden und Nieren warm halten. Achtgeben auf Wasserstörungen im Körper. Auf kleinste Ödeme aufpassen. Oft ist es notwendig, den Konsum von Süßigkeiten als Liebesersatz einzuschränken (Gefahr der Zuckerkrankheit) und dafür Fastentage (unter Kontrolle) einzulegen. Blutreinigungskuren wären in Maßen angebracht. Wissen, daß Nierenstörungen zu Kopfschmerzen führen können. Möglichst wenig Salz verwenden, dafür mit Kräutern würzen. Hautschäden frühzeitig ernst nehmen.

Stier – Skorpion

Stier

Gegen Trägheit gewappnet sein, besonders in der zweiten Lebenshälfte. Zu großes Sicherheitsbedürfnis schränkt die Freiheit ein. Alle Halserkrankungen ernst nehmen, ohne in Panik zu verfallen, wenn es im Hals kratzt. Die Stimmbänder schonen und warm halten, die Schilddrüse im Auge behalten. Mandelentzündungen früh behandeln. Vorsicht vor zuviel Hausmannskost und einem zu üppigen Leben. Vegetarische Wochen einlegen und zum Ausgleich für viel körperliche Bewegung sorgen: hinaus in die Natur oder in den eigenen Garten. Die Heilkräuter nicht unterschätzen. Auf Umweltgifte achten. Bei Erkrankungen Geduld bewahren. Heilung braucht Zeit.

Skorpion

Warnung vor *allen* Übertreibungen. Wissen, daß die Unterleibs- und Fortpflanzungsorgane gefährdet sein können. Angst vor Niederlagen oder vor dem Alter führen zu Schädigungen. Lernen, sich rechtzeitig auf die Pensionszeit einzustellen. Nicht der Welt unsterbliche Jugend beweisen wollen. Vor Giften achtgeben (Pilze); oft sind Zeiten der strengen Lebensdisziplin angebracht. Von drei Ausschweifungen zwei in letzter Minute streichen. Auch auf Erkrankungen der Nase achten sowie die ersten Zeichen von Rheuma ernst nehmen, sich bewegen und die betroffenen Körperstellen warm halten. Die Arbeit der Ausscheidungsorgane durch gesunde Nahrung und spezielle Getränke (stilles Mineralwasser und Blasentee) unterstützen.

Zwillinge – Schütze

Zwillinge

Für gute Atmung und frische Luft sorgen. Gefahr von Lungenerkrankungen sowie Atmungsleiden, auch Asthma. Bei Erkältungen darauf achten, daß die Lungen gut mit Luft versorgt werden. Die Lunge ist das Symbol des Austausches, des Wahrnehmens. Das Leib-Seele-Problem sollte gelöst werden; Atemübungen in diesem Sinne. Oft muß das richtige Ein- und Ausatmen gelernt oder trainiert werden. Brustkorbtraining. Dazu die innere und äußere Nervosität bekämpfen. Richtige Atmung führt zur inneren Ruhe und Entspannung. Vorsicht vor dem Drang, zuviel auf einmal tun zu wollen. Bei allem Streben nach Abwechslung auch zur Ruhe finden. Viel Bewegung auch bei schlechtem Wetter. Keine Machtansprüche stellen. Gefahr von Tuberkulose und Luftröhrenkatarrh.

Schütze

Geltungssucht bekämpfen. Vorsicht vor der Siegerpose. Sportlichen Ehrgeiz gut abwägen. Bewegungen kontrollieren, besonders bei Sprüngen aller Art. Die Hüfte muß geschont, aber auch trainiert werden. Prellungen sofort behandeln. Wenn eine Verletzung passiert, auf die eigene außergewöhnlich schnelle Regenerationskraft vertrauen. Oft sind schon in den ersten Jahrzehnten Moorpackungen und Fangobehandlungen als Vorsorge angebracht. Viel vitaminreiche Kost (wie alle Herbst-/Wintertypen) zu sich nehmen. Sich vor jeder Rekordsucht hüten. Nicht alles wegen des zu erwartenden Beifalls riskieren. Bei Erkrankungen sofort intensiv nach dem Sinn der Krankheit fragen.

Krebs – Steinbock

Krebs
Magenleiden, weil Ärger heruntergeschluckt wird. Also versuchen, offener zu werden. Achtgeben, daß nervöse Überempfindlichkeit sich nicht auf das Nervensystem überträgt. Folglich für Ruhe des Gemüts sorgen. Sich nicht mit äußeren Dingen trösten, keine Süßigkeiten, keinen Alkohol als Ersatz konsumieren. Sich selbst nicht mit diesen Belohnungen schmeicheln. Eher hin und wieder Diät halten und sich über den Erfolg freuen. Nicht überall Feinde wittern, auch wenn davon genügend vorhanden sein sollten. Gefahr der Hypochondrie, doch dies wird recht schnell durchschaut, womit die andere Gefahr auftaucht, daß Krankheitssymptome als Einbildungen abgetan und nicht ernst genommen werden.

Steinbock
Sich vor Verhärtungen seelischer und körperlicher Art hüten. Stets in Bewegung bleiben und versuchen, auf die Stimme der Seele zu hören. Träume als Botschaft Gottes deuten. Kost mit vielen Mineralien zu sich nehmen. Den Harn immer wieder auf Säure (und anderes) untersuchen. Keine Askese zur Schau stellen. Schlankheitswahn aufgeben. Nicht Magerkeit mit jugendlicher Ausstrahlung gleichsetzen. Bei Schmerzen der Knie vorsichtig sein.

Gemüsetage einhalten und den Körper immer wieder trainieren. Urlaub in warmen Gegenden. Auch alle Warnzeichen der Gicht sehr ernst nehmen. Gelenke in Schwung halten.

Löwe – Wassermann

Löwe

Das Herz hüten, auch wenn es stark ist. Den Kreislauf beachten. Den Drang, das Leben im Übermaß auszukosten, einschränken. Keinen Raubbau der Kräfte betreiben, auch wenn für gewisse Zeit Stärke nach außen gezeigt werden kann. Bei kleineren, nervösen Herzattacken sich besinnen. Nicht zu lange den Helden spielen, jedoch etwas für die körperliche Ertüchtigung tun. Man will zwar Leistung erbringen, doch sollte man das dazu notwendige Training nicht vernachlässigen. Das Älterwerden stellt ein großes Problem dar, der Jugend will man nicht weichen. Kommt das Alter, besteht die Gefahr des tödlichen Schocks. Forderung: sich rechtzeitig auf körperliche Einschränkungen des Alters einrichten.

Wassermann

Für gute Durchblutung sorgen; sie ist meist an den Waden gut sichtbar. Vorsicht bei Drüsenüberfunktionen. Krampfadern und Krampfzustände nicht auf die leichte Schulter nehmen. Gliederschwäche oder Gliederspannungen sind ein erstes Mahnsignal. Bei Venenentzündungen sofort Maßnahmen ergreifen. Alles in Fluß halten, Zirkulationsschwierigkeiten von Anfang an beachten. Oft ist eine Sauerstofftherapie unter Aufsicht hilfreich.

Zu blauäugig in die Zukunft zu schauen, hat schon manchen Mitmenschen im Sumpf versinken lassen; also weniger Luftschlösser bauen.

Jungfrau – Fische

Jungfrau

Sehr auf die Verdauung achten, ohne überempfindlich zu reagieren. Kein schneller Griff zu Abführmitteln. Sich selbst zur regelmäßigen Verdauung erziehen. Keine Schlacken im Körper lassen; für gesunde Kost sorgen: viel frisches Gemüse und Obst, nichts Tiefgefrorenes und keine Konserven. Psychosomatisch: nicht zuviel auf die Erfolge anderer schauen. Neid und Ärger zerfressen den Körper von innen. Nachsicht zeigen. Die Vorsorge nicht übertreiben, nicht für alles gibt es eine Versicherung. Das Nervensystem schonen; versuchen, alles ein wenig gelassener anzugehen. Die Festtage genießen, sich auch etwas gönnen. Lebensfreude fördern.

Fische

Den Instinkt fördern. Nicht zuviel auf andere hören oder es anderen immer recht machen wollen. Keiner unbewußten Flucht in die Krankheit nachgeben. Versuchen, standhaft zu bleiben. Auf genügend Schlaf achten. Die Knöchel und die Füße stärken, aber auch an der inneren Standhaftigkeit arbeiten. Geregelte Zirkulation des Blutes ist notwendig. Oft tun auch Massagen sehr gut, wie alles, was Wärme bringt. Kalte Füße vermeiden. Die Ärzte respektieren, aber nichts gegen den eigenen Instinkt tun. Enttäuschungen wirklich als Ende der Täuschung ansehen und nicht dem Entgangenen nachtrauern. Überlebenstraining.

Das innere Horoskop

Die Tierkreisabschnitte stellen das äußere Horoskop dar. Sie beruhen auf der Einteilung der Jahressonnenbahn in zwölf Mondabschnitte (Monate). Das innere Horoskop basiert auf der Drehung der Erde um die eigene Achse in knapp 24 Stunden. Die Erdrotation bringt Licht und Schatten – nämlich Tag und Nacht.

Durch die Drehung um die eigene Achse haben wir von den 360 Grad des Kreises alle vier Minuten einen Grad als höchsten Punkt des Horoskops. Und jeder Grad des Horoskopkreises wird einmal in 24 Stunden Aszendent, Himmelstiefe, Deszendent und Himmelsmitte (höchster Punkt des Horoskops).

Der Jahreslauf der Sonne spiegelt sich also in der Tagdrehung unserer Erde wider. Daraus entwickelte sich dann die Formel: ein Tag gleich ein Jahr. Aber diese Formel existiert auch in anderen Zeitgesetzen, so im Verhältnis der Rhythmen von Mond und Saturn. Wenn aber jeder Grad des Tierkreises täglich Aszendent oder Himmelsmitte werden kann, können wir die 24 Stunden des Tages auch in zwölf Phasen zu je zwei Stunden einteilen. So ergibt sich eine innere Regelmäßigkeit des Tagesablaufes, die wir aufgliedern können. Dieser Ablauf ist auch astromedizinisch wichtig, weil er uns ähnlich wie eine Organuhr anzeigt, zu welcher Tageszeit wir – gemäß dem Rhythmus des Kosmos und der Tierkreisabschnitte – welche Tätigkeiten ausüben und welches Verhalten an den Tag legen sollten. Diese Uhr ist uralt.

Die Tagesuhr der Tierkreisabschnitte

Stunden	*Bereitschaft des Körpers*	*Tierkreis-zeichen*
5 bis 7 Uhr	Aufladung der Körperbatterie, Morgenelan. Höchste Geburtsrate des Tages.	Widder
7 bis 9 Uhr	Stärkung, Frühstück. Planung des Tagewerks.	Stier
9 bis 11 Uhr	Arbeits- und Kontaktfreude, Leistungssteigerung.	Zwillinge
11 bis 13 Uhr	Schöpferische Phase des Tages. Die Tageszeit der Ideen.	Krebs
13 bis 15 Uhr	Pausenbedürfnis, Kraftzufuhr. Erste Tagesbilanz.	Löwe
15 bis 17 Uhr	Endspurt zum Abschluß der Tagesarbeit.	Jungfrau
17 bis 19 Uhr	Entspannung, Ausklang. Harmonie am Feierabend im Kreis der Familie und Nachbarn.	Waage
19 bis 21 Uhr	Selbstfindung. Individuelle Gedanken.	Skorpion
21 bis 23 Uhr	Pläne für den kommenden Tag. Vorausschau. Tagesdank (Gebet).	Schütze
23 bis 1 Uhr	Abschalten, Erholung, Schlaf.	Steinbock
1 bis 3 Uhr	Traumzeit, Arbeit der Seele. Neue Gedanken, die nachts geboren werden.	Wassermann
3 bis 5 Uhr	Nachtkrise, höchste Sterblichkeit, Wandlung.	Fische

Die Häuser in astromedizinischer Sicht

Die vier Hauptpunkte des inneren Horoskops sind:
Aszendent (AS, A) – Aufgehender Punkt des Osthorizonts
Deszendent (D) – Untergehender Punkt des Westhorizonts
Medium Coeli (MC, M) – Höchststehender Südpunkt im Horoskop.
Imum Coeli (IC, I) – Tiefststehender Nordpunkt im Horoskop.

Diese Punkte sind stets unbestritten.

Strittig ist dagegen die Drittelung der vier Quadranten. Dazu ein Blick in die Geschichte der Astrologie: Ausgangspunkt war einst – in der Zeit des Matriarchats – die Einteilung des Tierkreises in acht Tierkreiszeichen und demzufolge in acht Entsprechungen im inneren Horoskop: Die vier Quadranten wurden also nur einmal geteilt.

An diese Einteilung erinnert heute noch das chinesische *I Ging*. Dort richtete man sich nach den vier Winden, die sich auch mischen konnten: Nord- und Ostwind in einen Nordostwind oder Süd- und Westwind in einen Südwestwind sowie Nordwest- oder Südostwind.

Die Achter-Teilung beruht auf den Zeitgesetzen von Mond und Venus. Der Mond als oberste Gottheit im Matriarchat steht nämlich sowohl acht Monate als aufgehende Mondsichel mit der Venus als Abendstern zusammen als auch acht Monate als abnehmende Mondsichel mit der Venus als Morgenstern. Der mütterliche Mond und die von allen Planeten zuerst entdeckte Venus teilten nach ihren Zeitgesetzen die Regeln der Horoskopie ein.

Die innere Achterteilung war sehr leicht nachzuvollziehen. Wie sich in 24 Stunden Tag (T) und Nacht (N) abwechseln, so wurde auch das innere Horoskop eingeteilt.

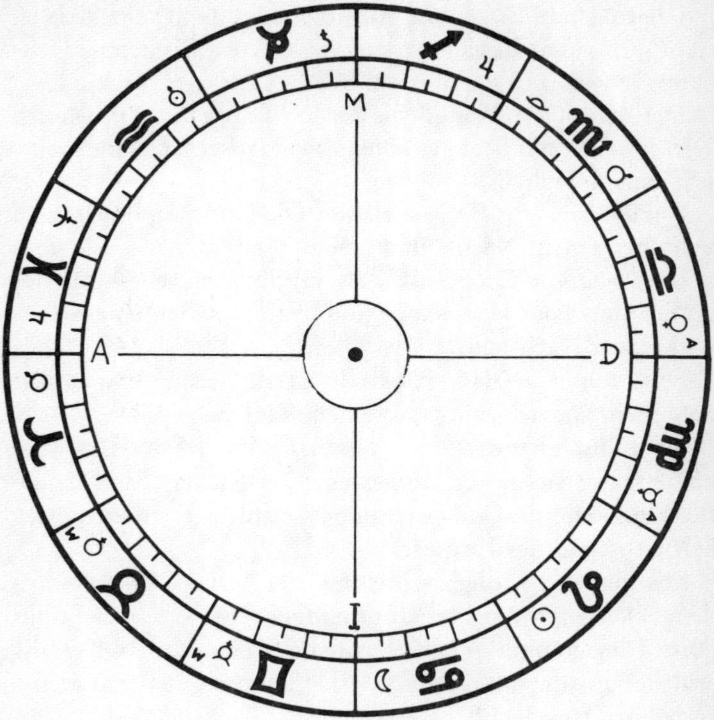

Abbildung 5: Die vier Quadranten

Die folgende Einteilung ist nun medizinisch sehr bedeutsam. Wir finden die vier markanten Punkte des inneren Horoskops jeweils zwischen einem Tag- und einem Nachthaus.

Der *Aszendent* (AS) gilt als der Ich-Punkt des Horoskops. Dieser Ich-Punkt liegt zwischen zwei Häusern, einem Nacht- und einem Taghaus.

Der *Deszendent* (D) gilt als der Du-Punkt und liegt auch zwischen einem Nacht- und einem Taghaus.

Das *Medium Coeli* (MC) als Himmelsmitte gilt als der Außenpunkt des Horoskops und liegt zwischen einem Tag- und einem Nachthaus.

Das *Imum Coeli* (IC) gilt als der Herkunftspunkt und liegt zwischen einem Nacht- und einem Taghaus.

Jeder Punkt hat also zwei Häuser, die ihn prägen. Das wird heute leider viel zu oft vergessen. Das Ich wie das Du, die Herkunft wie die Außenstellung, besitzen je ein Haus des Schattens und des Lichtes.

Das Ich wird – folgen wir einmal der Achter-Teilung – aus dem Schatten N 8 geboren und erblickt in T 1 das Licht der Welt. Danach muß es den Schatten der Herkunft N 2 erfahren, um aus der Herkunft T 3 sich lichtvoll dem Du zuzuwenden. Danach gilt es erst einmal, den Schatten N 4 zu erfahren, ehe sich das Du voller Licht in T 5 zeigt. Die Schatten der Außenwelt N 6 führen dann zur Helligkeit der Welt T 7, ehe das Ich wieder in den Schatten N 8 eintritt, um neu geboren zu werden.

Diese Einteilung ist auch noch anders aufzugliedern, und beide Einteilungen werden für uns wichtig.

T 1 – Geburt des Ichs.
N 2 – Die Herkunft aus dem Dunkeln.
T 3 – Der Kontakt zur Umwelt.
N 4 – Die Last der Pflichten, die an der Gesundheit zehrt.
T 5 – Die Bindung des Lebens.

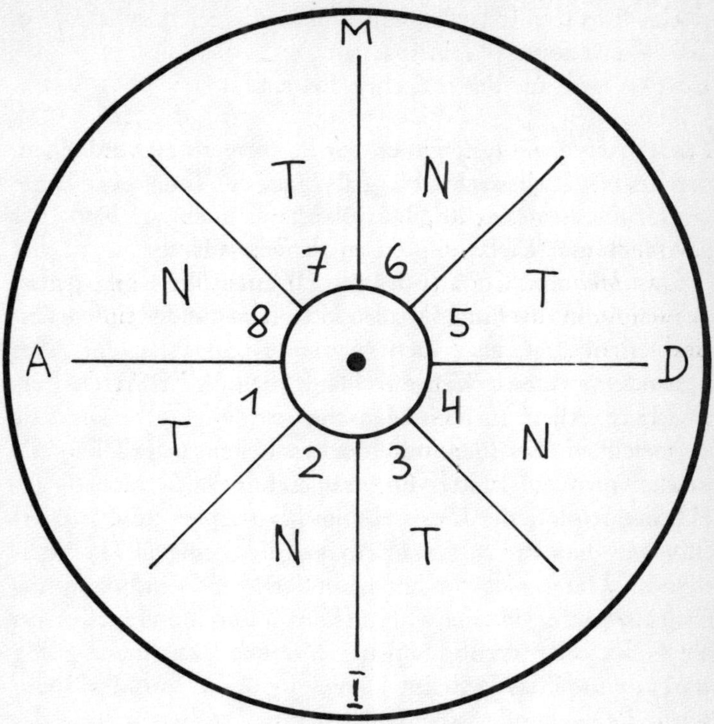

Abbildung 6: Die acht Tag- und Nachthäuser des inneren Horoskops

N 6 – Das Ziel, das aus dem Dunkeln erreicht wird.
T 7 – Die soziale Gemeinschaft.
N 8 – Das Ende des irdischen Lebens.

Dieser Achter-Teilung haben wir es übrigens zu verdanken, daß heute noch das achte Haus als Haus des Todes bezeichnet wird, obwohl das achte Haus überhaupt nicht am Ende der Zwölf-Häuser-Einteilung steht; damals war aber das achte Haus wirklich das Haus des Abschlusses. Wichtig ist nun, daß die Achter-Teilung für alle Lebewesen auf der Erde nachzuvollziehen ist, also auch für Tiere und Pflanzen. Alles Lebende auf dieser Welt durchläuft diese Acht-Stufen-Entwicklung. Allein für den Menschen ist sie zu grob, und sie entspricht nicht seinen individuellen Lebensansprüchen. Sie ist eher ganz auf Mutter Erde zugeschnitten.

Dann erfolgte der Wechsel vom Matriarchat zum Patriarchat. Mit dem Patriarchat übernahm die Sonne als Hauptgestirn die Herrschaft, die bis dahin der Mond (und damit die Frau als Mutter) innehatte. Nun wurde alles individueller. Da die Gesetze der Venus und des Mondes nicht mehr gültig waren, wurde das Verhältnis der Zeitgesetze von Mond *und* Sonne maßgebend. So kamen wir zur Zwölfer-Teilung des Tierkreises und in der Folge auch zu den zwölf Häusern. (Damit setzte – jedoch rund 2000 Jahre später – der Streit um die Häusersysteme ein.)

Vier Häuser wurden eingefügt. Selbstverständlich blieben die alten Tag- und Nachthäuser der vier markanten Punkte des Horoskops erhalten, aber die vier Häuser wurden nun dazwischengeschaltet. Es waren die Häuser, die wir heute mit den Zahlen *zwei*, *fünf*, *acht* und *elf* bezeichnen.

Vereinfacht können wir sagen, diese Häuser sind die *menschlichen* Häuser: Das zweite Haus stellt heute den Selbstwert, die verschiedenen Begabungen, das Materielle

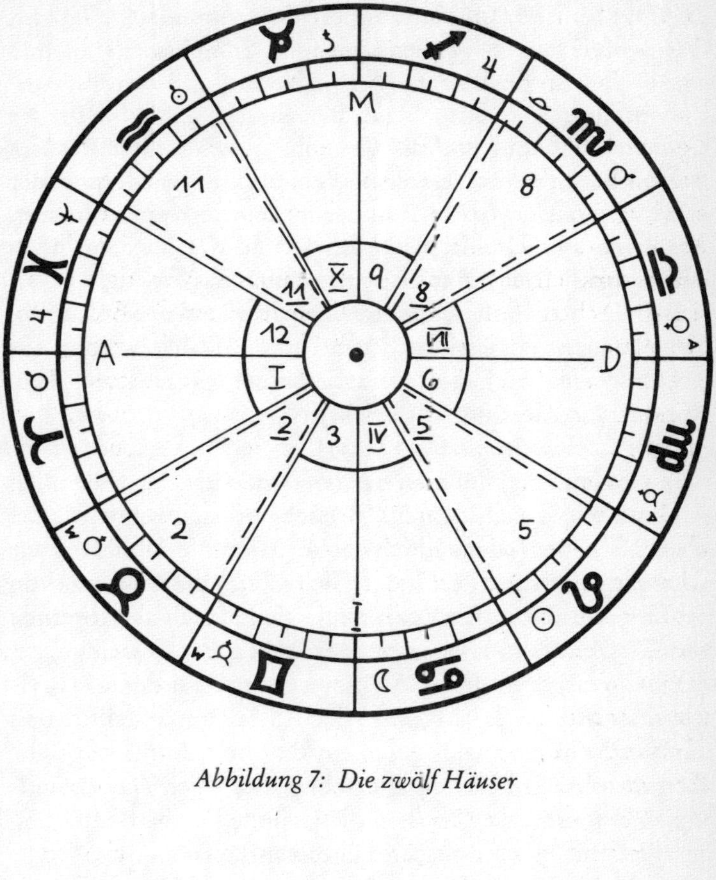

Abbildung 7: Die zwölf Häuser

dar. Das fünfte Haus symbolisiert die schöpferische Arbeit. Das achte Haus zeigt die Beziehung zum Jenseits an und darüber hinaus die Beziehung zum Verlust und zum Psychosomatischen. Das elfte Haus bezieht sich auf die soziale Gemeinschaft und gibt als Gegenhaus des fünften Hauses Auskunft über die Verwertbarkeit und Eingliederung der kreativen Taten. Soziale Einrichtungen wie Krankenhäuser, Kindergärten, Schulen, Altersheime und dergleichen finden ihre symbolischen Hinweise im elften Haus.

Die vier genannten Häuser zeigen also Lebensbereiche an, die vorwiegend den Menschen berühren. Daher werden wir bei der Suche nach den Ursachen einer Erkrankung diese Häuser besonders im Auge behalten.

Nun gibt es in den höheren Breitengraden unserer Erde noch ein Problem, das ab dem 30. Breitengrad sichtbar wird.

Je nördlicher (oder südlich des Äquators: je südlicher) wir kommen, desto mehr verändern sich *täglich* die Abstände von der Himmelsmitte zum Aszendent – damit auch die Abstände vom Deszendent aus gesehen. Das kann sogar so weit gehen, daß bei einer bestimmten Sternzeit bereits auf den 67. Breitengrad nördlich das MC und der AS zusammenfallen, und nur vier Minuten später geschieht dies bei AS mit IC (siehe auch mein im selben Verlag erschienenes Buch *Das Grundwissen der Astrologie*, in dem die Gründe für die Benutzung der 30-Grad-Häuser ausführlich beschrieben sind).

Da die 30-Grad-Häuser dem Urgesetz der Astrologie entsprechen, daß »Unten wie Oben« zu sein hat, und da wir das »Oben« in Tierkreisabschnitte zu 30 Grad einteilen, ergibt sich, daß das MC täglich in verschiedene Häuser fällt: je nach der Höhe der Breitengrade vom siebten bis zum zwölften Haus.

Das MC nun, die Himmelsmitte, steht für das Symbol

unseres Grundzieles, der Grundberufung, die jedem Menschen eingegeben ist, und nach der er innerlich strebt. Dazu folgende Übersicht, berechnet auf den 52. Breitengrad:

Sternzeit	*MC*	*AS*	*Differenz von AS zum MC*
0 Uhr	00 Widder	27 Krebs	117 Grad
3 Uhr	17 Stier	28 Löwe	101 Grad
6 Uhr	00 Krebs	00 Waage	90 Grad
9 Uhr	13 Löwe	02 Skorpion	79 Grad
12 Uhr	00 Waage	03 Schütze	63 Grad
15 Uhr	17 Skorpion	11 Steinbock	54 Grad
18 Uhr	00 Steinbock	00 Widder	90 Grad
21 Uhr	13 Wassermann	20 Zwillinge	127 Grad
24 Uhr	00 Widder	27 Krebs	117 Grad

Ich habe jeweils einen Abstand von drei Stunden gewählt. Der Abstand zwischen MC und AS kann noch enger oder noch weiter sein. Der engste Abstand läge auf dem 52. Breitengrad bei 51 Grad. Das heißt: Nach der inäqualen Manier blieben für drei Häuser (für das zehnte, elfte und zwölfte Haus) im Durchschnitt nur je 17 Grad. Andererseits kann in derselben inäqualen Manier ein Haus über 50 Grad haben, also so groß sein wie der eben erwähnte Quadrant. Hier gibt es noch einen besonderen Begriff: die eingeschlossenen Zeichen. Damit ist gemeint, daß Häuser, die über 30 Grad groß sind, drei Zeichen berühren, von denen das mittlere weder den Anfang noch das Ende des Hauses berührt. Dieses Zeichen gilt als eingeschlossen. Als wenn ein Tierkreiszeichen des himmlischen Meßkreises von Interessenbereichen der winzigen Erde eingeschlossen werden könnte!

Bei einer Sternzeit von 15 Uhr beträgt der Abstand zwischen MC und AS nur 54 Grad, bei einer Sternzeit von 21 Uhr aber 127 Grad, mehr als doppelt soviel! Wenn sich innerhalb von nur sechs Stunden der Abstand vom AS zum MC so verändern kann, dann wird klar, wie wichtig der Stand der Himmelsmitte in den verschiedenen Häusern ist.

Das MC symbolisiert unsere eigentliche Berufung, warum wir auf unserer Erde leben. Wenn das MC immer nur – wie bei den inäqualen Häusern – als Spitze des zehnten Hauses den Beruf anzeigen würde, wäre das ein bißchen zuwenig, zumal der Beruf durchaus nicht der Berufung entsprechen muß. Wenn aber ein Mensch seine Berufung nicht erfüllen kann, dann vermag dies in ihm eine Erkrankung auszulösen. Hier muß also eingegriffen werden, indem man dem Heilsuchenden erst einmal klarzumachen versucht, wo seine Berufung liegt und warum er diese aus seinem inneren oder äußeren Blickfeld verloren hat.

Andererseits kann ein eher labiler Mensch lange gesund bleiben, wenn er nur seiner Berufung folgt. Die Erfüllung der eigenen Berufung (was meistens nur halbwegs gelingt) ist ein Gesundheitsspender von ganz besonderer Kraft. Das sollte nie vergessen werden. So wird der Blick auf die Himmelsmitte, auf das MC, für uns von größter Wichtigkeit sein.

Wir zeigen hier noch einmal – und das sind keinesfalls Extreme auf dem 52. Breitengrad – wie sich innerhalb von wenigen Stunden die Quadranten verschieben können (siehe Seite 105).

Damit wenden wir uns den Häusern zu. Die Häuser wurden bisher in der Astromedizin stark vernachlässigt. Zuverlässig wissen wir, daß vier Häuser immer herausragten: das *erste*, das *sechste*, das *achte* und das *zwölfte* Haus.

Von den »menschlichen« Häusern finden wir hier nur das

St.Z. 15 h

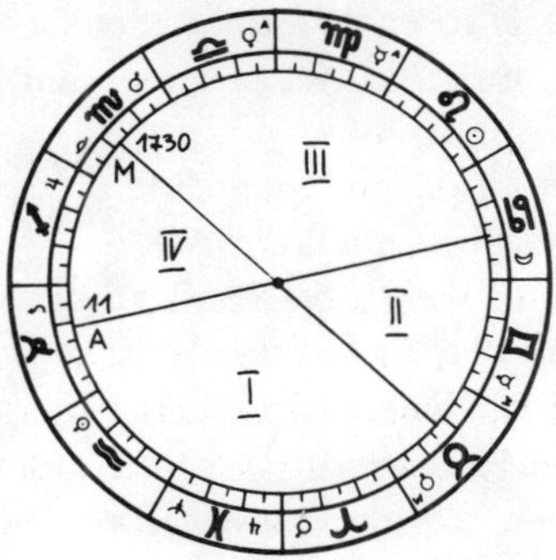

St.Z. 18 h

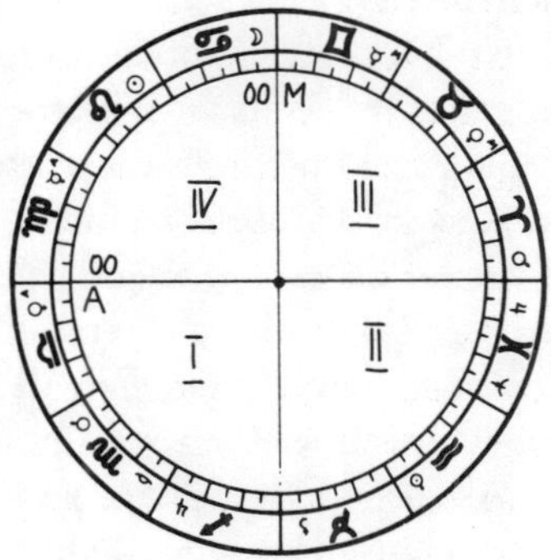

St.Z. 23 h

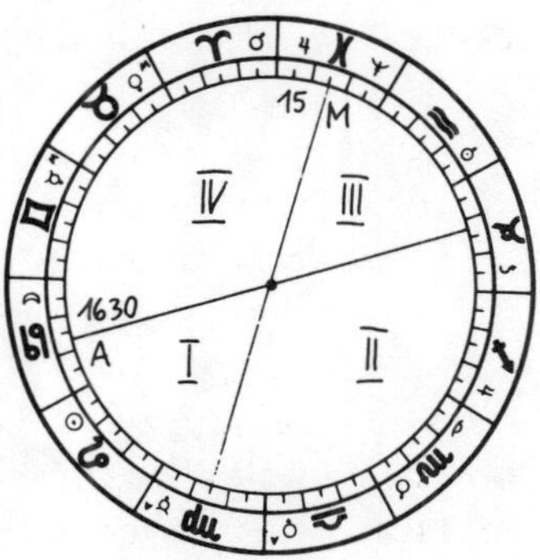

Abbildung 8

achte Haus. Die Häuser haben die gleiche Grundeinteilung wie die Zeichen, nur sind sie mehr auf den Menschen abgestimmt.

Die Häuser *eins, fünf* und *neun* sind die *persönlichen Häuser* (entsprechend den *Feuerzeichen*).

Die Häuser *zwei, sechs* und *zehn* sind die *materiellen Häuser* (entsprechend den *Erdzeichen*).

Die Häuser *drei, sieben* und *elf* sind die *geistigen Häuser* (entsprechend den *Luftzeichen*).

Die Häuser *vier, acht* und *zwölf* sind die *seelischen Häuser* (entsprechend den *Wasserzeichen*).

Wir haben es also bei dieser Einteilung mit persönlichen, materiellen, geistigen oder seelischen *Interessen* zu tun. Geben uns die Zeichen Auskunft über die Elementfärbung der Planeten, so sagen uns die Häuser, wo individuell die Hauptinteressen der Planeten liegen.

Für die moderne, psychologisch geprägte Astromedizin wird diese Zielrichtung der Planeten in den Häusern aber allein nicht genügen. Doch wenden wir uns zunächst einmal der traditionellen Astromedizin zu, um zu erfahren, was die obengenannten vier Häuser zu sagen haben.

Die vier traditionellen Häuser der Astromedizin

Das erste Haus

Das erste Haus gab (in Verbindung mit dem Aszendent) traditionell immer Auskunft über die Grundkonstitution.

Wir wissen, daß das Lebensgefühl sehr mit der Grundkonstitution zusammenhängt. Ein schwächlicher Mensch wird selten zum Optimisten, der mit Mut und Selbstvertrauen das Leben angeht. Wer gesund und voller Kraft ist (auch seelisch), der wird das Leben ganz anders meistern als jemand, der von Kindheit an mit Leiden behaftet ist.

So vermögen wir im ersten Haus also die realen gesundheitlichen Voraussetzungen zu erkennen. Hiervon hängt es ab, wie die schweren Aufgaben, die Schicksalsschläge, gemeistert werden können. Dabei ist besonders wichtig, ob ein Planet im ersten Haus steht und welche Aspekte er hat. Ist das Haus von Planeten unbesetzt, schauen wir uns die Planeten an, die die nächste Verwandschaft zu den (meist zwei) Zeichen des Hauses haben. (*Das gilt für alle Häuser.*) Sehr wichtig ist auch, ob der Punkt, der die schon mehrfach erwähnten Krankheitsanzeiger symbolisiert, in diesem Haus zu finden ist.

Das sechste Haus

In der traditionellen Astromedizin galt und gilt dieses Haus immer als das Haus, welches Auskunft über die Gesundheit eines Individuums gibt. Das ist nicht ganz richtig, denn wir sollten den Menschen immer als Ganzes sehen, besonders in bezug auf seine Gesundheit.

Im sechsten Haus können wir den Kraftverbrauch durch Pflichterfüllung und Arbeit erkennen; wir sehen, wer mit seiner Kraft und Energie leichtsinnig umgegangen ist oder wer sich zuviel zumutete. Hier läßt sich auch gut ermessen, wann Horoskopeigner die Rente oder wann sie einmal eine Kur beantragen sollten. Sicher hat der Kraftverbrauch auch etwas mit der Gesundheit zu tun, aber man sollte bedenken, daß die Menschen einst viel mehr arbeiten mußten, daß sie ihre körperliche Kraft viel schneller verbrauchten als heute, wo die Technik ihnen die schwerste körperliche Arbeit abgenommen hat.

Das achte Haus

Es ist das Haus, das wir als eines der vier speziell auf den Menschen ausgerichteten Häuser kennengelernt haben. Hier ist die Auseinandersetzung mit dem Tod – *nicht der Tod selbst* – zu erkennen. Die Beschäftigung mit dem Jenseits, der Blick in das Dunkle, der aber auch ein neues Licht am Ende des Tunnels zeigt, fällt in dieses Haus. Die psychosomatischen Vorgänge sind zu erschauen, die Belastungen der Seele, die hier deutlich werden. Ferner erkennt man das, was den Menschen antreibt. Sieht, wovor er sich fürchtet. Dieses Haus ist ja ein plutonisches Haus, damit das Haus des dunklen Triebes. Das kann als Weg zur Sucht erkennbar werden, wie auch als Selbstzerstörung oder als Selbstmordgedanken. Falsch ist die Folgerung, mit Mars im achten Haus seien diese Menschen von einem Attentat bedroht. Die Erfahrung zeigt, daß dies manchmal (JOHN F. KENNEDY) zutreffen kann, aber die meisten Menschen mit Mars im achten Haus sterben weder an einem Unfall noch an einer Gewalttat.

Bei schweren Krankheiten ist es wichtig, das achte Haus gründlich zu analysieren und zu schauen, ob der sekundäre Mond (siehe mein Buch *Das Grundwissen der Astrologie*) durch dieses Haus wandert, was über zwei Jahre lang der Fall ist. Aber auch Transite und andere Direktionen wären hier genau zu betrachten, um Vorsorge zu treffen, zum Beispiel in puncto Testament, das möglichst früh erstellt werden sollte – nämlich dann, wenn alle noch gesund sind.

Das zwölfte Haus

Es ist nicht das Haus des Endes; es ist auch nicht das Haus der geheimen Feinde. Dieses Haus zeigt als Gegenpol zum sechsten Haus die Möglichkeiten und Arten der Regeneration an, die nach Krisen zu ergreifen sind. Hier sind viele Hoffnungen zu sehen, etwa auch, ob eine Heilung schon vollzogen ist oder ob mit der Aufnahme der Arbeit noch gewartet werden sollte.

Aus dem zwölften Haus wird alles geboren, was dann im ersten Haus in die Welt tritt. So sehen wir hier auch die Heilungschancen, die zusammen mit dem behandelnden Arzt mobilisiert werden. Der Glaube an eine Regeneration spielt eine wesentliche Rolle, wie auch der Wunsch, gesund zu werden, den man hier erkennen kann.

Die zwölf Häuser in astromedizinischer Sicht

Die traditionellen vier astromedizinischen Häuser hatten ihre Bedeutung in einer Zeit, da das astrologische Denken eher fatalistisch war. Zum Teil hatte dies sogar seine Berechtigung, wenn wir den modernen (uranischen) Fortschritt der Medizin dagegensetzen. Heute ist Rettung möglich, wo früher jede Hilfe zu spät gekommen oder gar unmöglich gewesen wäre.

Aber mit dem Fortschritt der Medizin einerseits und den psychologischen Erkenntnissen andererseits mußte sich auch die Astrologie wandeln, was selbstverständlich auch die astromedizinische Disziplin betrifft.

Heute haben wir erkannt, daß jeder Mensch für sein Leben verantwortlich ist, damit auch für seine Krankheiten. Handlungen, die nicht dem Wesen eines Menschen entsprechen, führen zu Erkrankungen der Seele, des Geistes und auch des Körpers. Die zwölf Häuser des Horoskops zeigen uns nun die wesentlichsten Interessenbereiche an. Werden diese nicht verwirklicht, entsteht ein Konflikt zwischen Leib und Seele, den zunächst der Körper auszutragen hat.

Die Eigenverantwortlichkeit – lange angestrebt und heiß umkämpft – stellt den Menschen heute vor große Herausforderungen. Damit werden jedoch alle zwölf Häuser für die Astromedizin wichtig, da jeder Lebensbereich Fallen aufweisen kann, in die die Horoskopeigner hineinzustolpern drohen.

Die Häuser sind deshalb heute meist wichtiger als die Tierkreiszeichen. Dazu ein einfaches Beispiel: Die Aidskrankheit ist dem Pluto und dem Abschnitt Skorpion zugeschrieben, wie auch die anderen Krankheiten der Geschlechtsorgane. Bei vielen dieser Krankheiten hängt es nun sehr von dem

Verhalten der Horoskopeigner ab. Dieses Verhalten ist aber nicht im Skorpionhaus (achtes Haus) abzusehen, oft auch nicht in dem Haus, in dem sich Pluto oder vielleicht Mars (mit einem Aspekt zur Venus) befindet. Das sexuelle Verhalten finden wir im fünften Haus, dem Bereich der Lebensfreude, der Erotik und der Kreativität. Letztere ist notwendig, soll die erotische Lebensfreude einen Sinn haben. Das Kreativste ist, etwas zu zeugen, damit das Leben auf der Erde weitergeht, was sich meist auf Kinder – aber natürlich nicht ausschließlich – bezieht.

Angesichts heutiger Überbevölkerung und sozialer Spannungen hat die kreative Aufgabe des fünften Hauses für viele den ursprünglichen Inhalt verloren.

Wer sich nun wahllos austobt und nur der vordergründigen Lust nachjagt, ist sicher mehr gefährdet als derjenige, der zwar auch keine Kinder haben möchte, aber doch die körperliche Liebe als tiefe Ergänzung seiner innigen Beziehung zu seiner Lebenspartnerin oder zu seinem Lebenspartner begreift.

Nun braucht es sich nicht einmal um eine konkrete Ansteckung zu handeln, es reicht, wenn der Mensch ein schlechtes Gewissen bekommt, sich herumquält und eine ganz andere Krankheit bekommt (beim Mann etwa an den Hoden).

Natürlich ist nicht nur ein schlechtes Gewissen eine Krankheitsursache, sondern auch mangelnde Zivilcourage, tiefe Enttäuschungen, ein plötzlicher Schock, Verzweiflung über einen sehr menschlichen – manchmal auch nur materiellen – Verlust.

Damit sei noch einmal unterstrichen, daß die Häuser oft die Körperregionen mitbestimmen, teilweise stärker als die Tierkreiszeichen. Dies ist das Neue, das wir hinzulernen werden, und je mehr sich der Mensch individuell entwickelt, desto stärker wird sich dies ausprägen.

Das erste Haus

Ausrichtung: Persönlich
Motorik: Bewegend
Aktion: Auslösend
Hier starker Planet: Mars

Konflikte durch Egoismus. Angst, zu kurz zu kommen. Keine Bereitschaft nachzugeben. Trotzreaktionen. Verlustängste. Kein Vertrauen, auch etwas gewinnen zu können. Selbsterkenntnis oft gepaart mit Zorn auf sich selbst. Diese Menschen stecken ihre Reviere genau ab. Sie sind nicht fähig zu verlieren, weder im Spiel noch beim Ernst des Lebens. Die anderen sollten stets die Verlierer sein.

Meist in der Jugend entweder sehr verwöhnt oder sich im Stich gelassen fühlend. Diese Menschen haben stets das Gefühl, man wolle ihnen übel mitspielen. Mißtrauen gegenüber den Mitmenschen. Lebensfreude kommt nur auf, wenn sie sich über andere Personen oder Meinungen hinwegsetzen können. Lust an der Durchsetzung.

Für diese Menschen ist das Leben ein Kampf. Sind sie nicht die Gewinner, folgt oft der Zusammenbruch. Auch eine Krankheit kann den Zusammenbruch auslösen, denn Krankheit assoziieren sie mit Schwächlichkeit. So besteht die Gefahr, daß diese Menschen Krankheit nicht als Chance nutzen können.

Das zweite Haus

Ausrichtung: Materiell
Motorik: Fest
Aktion: Reagierend
Hier starker Planet: Venus als Morgenstern

Konflikte durch Verletzungen des Selbstwertgefühls. Der Ehemann zieht eine attraktive Freundin vor; der Untergebene avanciert zum Chef. Ferner leiden diese Menschen daran, daß sie ihre eigenen Gaben nicht genutzt haben und nun erleben, wie weniger begabte Mitschüler oder Freunde sie das spüren lassen.

Auch mißratene Finanzspekulationen oder Anlagen. Der plötzliche Konkurs oder die Unfähigkeit, Kredite an Freunde oder an die eigene Familie zurückzahlen zu können. Verletzungen nach Unfällen können Menschen so entstellen, daß sie sich nun minderwertig fühlen. Verlorene Prozesse, obwohl man eindeutig im Recht war, sich aber bei der Verhandlung ungeschickt verhalten hat.

Diese Einbrüche im Selbstwertgefühl sind alltäglich. Der ältere Arbeitnehmer, der »freigesetzt« wird, ist genauso davon betroffen wie das junge Mädchen, das zum dritten Mal durch die Führerscheinprüfung fällt oder die Witwe, die merkt, daß nach dem Tod ihres Mannes alle Freunde fernbleiben.

Das dritte Haus

Ausrichtung: Geistig
Motorik: Anpassend
Aktion: Auslösend
Hier starker Planet: Merkur als Morgenstern

Konflikte durch unzureichende Alltagsbewältigung. Kontaktprobleme. Anpassungsschwierigkeiten an neue Umgebung (Übersiedlung in ein Altersheim oder neuer Posten im Betrieb).

Abschließen von fehlerhaften Verträgen, die zu Schadensersatzansprüchen führen. Prozesse versäumen, weil die Fristen verpaßt wurden. Führerscheinentzug, weil man einmal zu schnell fuhr.

Der Alltag wächst diesen Menschen über den Kopf, die nun durch Kleinigkeiten in schweren Streß geraten.

Ständige Kämpfe mit den Nachbarn im Miethaus, sich Schikanen hilflos ausgesetzt fühlen. Aufgeregtheit bei Behördengängen. Mangel an Zivilcourage. Steter Ärger mit dem Finanzamt. Falsche Rücksichtnahme anderen gegenüber. Sich aus der Angst, nicht nein sagen zu können, zu dienstbar erweisen; so wird Geld verborgt, was man der Familie verschweigt, und schon gerät man in den Verdacht der Verschwendung.

Unglückliche Aussagen vor Gericht, die sich plötzlich gegen einen selbst wenden. Fortwährend den Vorwurf ertragen zu müssen, nicht logisch und klar denken zu können.

Kurz, diese Menschen »stolpern leicht über ihre zwei linken Hände«, und kleine Pechsträhnen häufen sich, bis sich alles zu einer gesundheitlichen Katastrophe auswächst (Nerven drehen durch), die oft nicht einmal ernst genommen wird.

Das vierte Haus

Ausrichtung: Seelisch
Motorik: Bewegend
Aktion: Reagierend
Hier starker Planet: Mond

Konflikte mit der Heimat, mit den Eltern oder einem Elternteil, Konflikte im Heim, in der Familie. Das Verlassen des Elternhauses wird nicht bewältigt. Konflikt des (der) verlorenen Sohnes (Tochter) oder der Eltern, die nicht nachgeben konnten. Enterbungen oder Drohung mit Enterbung, wenn die Eltern nicht bis zum Tod gepflegt werden. Ablehnung der Schwiegerkinder, die zum unbewältigten Bruch mit dem Elternhaus führen.

Sorge um die Kinder in der Fremde. Schwere Erkrankungen des Lieblingskindes. Verlust eines Kindes durch Unfall oder sonstige Einwirkungen. Auch mitzuerleben, wie das Kind einer Sucht verfällt und beispielsweise für Heroin der Prostitution nachgeht.

Streit um Kinder bei einer Scheidung; man verliert. Aussagen der Kinder gegen einen Elternteil. Alle schweren Sorgen. Aber auch nur Sorge um das Haus, wenn die Lasten einem über den Kopf wachsen. Mitansehen müssen, wie das eigene Heim und Gut versteigert wird und das Ergebnis weit unter dem Einsatz der vorher erbrachten finanziellen Opfer liegt.

Verlust der Heimat durch Ausweisung oder Ausbürgerung. Verluste durch offen gezeigte Heimatliebe, die heute unmodern geworden ist. Als hoffnungsvoller Vertreter der Heimat – etwa als Sportler – völlig versagen und dafür dann gemieden werden. Heimatlos werden.

Das fünfte Haus

Ausrichtung: Persönlich
Motorik: Fest
Aktion: Auslösend
Hier starker Planet: Sonne

Konflikt aus Versagen der schöpferischen Kraft. Unfähigkeit, seine kreativen Fähigkeiten umzusetzen. Etwa Künstler, die nicht zum Zuge kommen. Vom Wunsch besessen zu sein, Spuren hinterlassen zu wollen und einsehen müssen, daß dieses nicht gelang oder gelingen wird. Der einmal so stolze Elternteil einerseits, der verbitterte, verkannte Dichter andererseits.

Die Sucht nach Lebensfreude, das Taumeln in eine Illusionen vorgaukelnde Erotikwelt. Don-Juan-Problem bei Frau und Mann. Leiden unter den Rückschlägen aus intimen Verbindungen. Auch wegen dieser Dinge erpreßt zu werden. Oft reicht es nur, unter einem Seitensprung so zu leiden, daß das Leben keinen Sinn mehr zu haben scheint. Bei Frauen Vergewaltigungserlebnisse, auch in der Ehe. Allein die Angst davor kann krank machen. Angst vor Impotenz und Frigidität. Das körperliche Versagen in der Partnerschaft (gilt für beide Geschlechter), ausgelöst durch Prahlerei anderer. Angst vor Kastration oder Abtreibungen.

Mangelnde Lebensfreude, Depressionen, weil man erkennt, daß andere ihr Leben gestaltet haben. Freude, die enttäuscht wird, weil die Erwartungen stets zu hoch angesetzt waren.

Das sechste Haus

Ausrichtung: Materiell
Motorik: Anpassend
Aktion: Reagierend
Hier starker Planet: Merkur als Abendstern

In erster Linie Konflikte durch das Nachlassen der Kräfte. Das Problem des Alterns spielt hier eine herausragende Rolle. Vor allem wenn man meint, auf nichts Besonderes zurückblicken zu können.

Konflikte durch Undank der Vorgesetzten, des Betriebes. Erkennen, daß die Aufopferung völlig umsonst war. Einsehen müssen, daß man ersetzbar ist, obwohl man bislang das Gegenteil zu hören bekam. Die Enttäuschung, nicht mehr in der Leistung mithalten zu können. Bevorzugung anderer löst hier meist Krankheiten aus. Ebenso die verbitternde Erkenntnis, daß Leistung nicht mehr zählt, sondern privater Kontakt mehr Vorteile verspricht.

Nachlassen der Kräfte. Da dies niemand merken darf, werden die Kräfte überbeansprucht, was recht schnell zum Zusammenbruch führt.

Unverdauter Ärger mit Vorgesetzten, Kollegen und Mitbewerbern. Undankbarkeit kann sich verheerend auswirken, wenn das nicht von anderen Menschen, Freunden oder Kollegen, abgefangen wird. Nervöse Ängste führen erst zu eingebildeten Krankheiten, dann zu echten Schädigungen.

Konflikte aber auch durch den eigenen Geiz, aus Angst, sonst nicht existieren zu können. Versicherungen werden mit hoher Erwartung abgeschlossen, aber die Praxis der Versicherungsleistungen läßt dann Menschen verzweifeln. Negative Lebensbilanz wirkt hier wie schwere Selbstschädigung.

Das siebte Haus

Ausrichtung: Geistig
Motorik: Bewegend
Aktion: Auslösend
Hier starker Planet: Venus als Abendstern

Konflikte durch Partner. Dazu zählen nicht nur die Lebenspartner, sondern alle Menschen, mit denen man näher zu tun hat. Also für den Patienten der Arzt, für den Klienten der Rechtsanwalt, für den Künstler das Publikum. Plötzliches Versagen. Eine Schauspielerin wird ausgepfiffen, ein Schlagerstar muß seine Tournee wegen schwachen Besuches abbrechen. Ein Erfolgsautor wird von seinem Verlag aufgefordert, nicht verkaufte Bücher in Zahlung zu nehmen. Ein bildender Künstler wird schwer kritisiert.

Doch in erster Linie Konflikte mit Lebenspartnern, die plötzlich ihre eigenen Wege gehen oder die als unterdrückend erlebt werden. Der Ehebetrug. Die Angst, allein gelassen zu werden. Aber auch Krankheiten und Belastungen des Partners können zu eigenen Krankheiten führen. Die Angst um den Ehepartner löst oft Leiden aus. Wenn einer der Lebenspartner plötzlich verrückt spielt, wenn die Glaubwürdigkeit des Partners erschüttert wurde. Verlust des Vertrauens.

Scheidungen und schmutzige Wäsche vor Gericht. Verlust des Vermögens durch den Partner. Einer Rache ausgesetzt sein, die mit allen Verleumdungen und Anschuldigungen verbunden ist. Kunstfehler der Ärzte oder Rechtsanwälte, die man nun auszubaden hat.

Das achte Haus

Ausrichtung: Seelisch
Motorik: Fest
Aktion: Reagierend
Hier starker Planet: Pluto

Konflikte durch Angst. Lebensangst, Existenzangst. In erster Linie Angst vor dem Dunklen und Unbekannten. Die ewige Frage nach dem, was danach kommt, kann Menschen auf Dauer zermürben. Angst vor Verlusten allgemein. Stirbt ein naher, lieber Mensch, kehrt Verzweiflung ein, bald ganz allein zu sein.

Werden Zuwendungen (von der Familie oder vom Staat) gekürzt, steigert sich die Existenzangst. Diese oft grundlose Angst kann sich schon in der Jugend zeigen, sich aber dann derart verfestigen, daß die psychosomatischen Folgen greifbar sind.

Angst vor sich selbst. Vor den eigenen dunklen Wünschen, die etwa im Traum auftauchen. Geheime Wünsche, geheimes Verlangen werden mühsam unterdrückt. Wenn sie doch einmal durchbrechen, ist das Erschrecken derart groß, daß die Angst sofort überhand nimmt.

Todesangst wechselt mit einer Todessehnsucht. Diese innere Zerrissenheit mit den realen Gegebenheiten in Einklang zu bringen, ist die Aufgabe. Auch die Angst vor der Seele, die nicht mit dem Willen zu steuern ist, kann grenzenlos werden. Daß Krankheiten von der Seele kommen können, ruft eine stete Furcht hervor, die Unsicherheit darüber kann sich krankhaft steigern. Der Umgang mit der Seele muß gelernt werden, um so sein Leben ohne Angst weiterleben zu können.

Das neunte Haus

Ausrichtung: Persönlich
Motorik: Anpassend
Aktion: Auslösend
Hier starker Planet: Jupiter

Konflikte durch zu hohe Erwartungen an das Gute im Menschen, auch Konflikte durch Glaubenszweifel. Vorher spielte der Glaube die alles bestimmende Rolle im Leben, bis das Schicksal zuschlug und alles zertrümmerte. Warum mußte gerade mir das geschehen?

Die Enttäuschung am göttlichen Geschick. Nicht einsehen, daß vieles an einem selbst lag. Auch Enttäuschungen über das Verhalten der nächsten Menschen (etwa Ehepartner geht fremd, womit ein tiefer Glaube zerbricht). Konflikte durch die Sehnsucht, Horizonte zu überschreiten, was nicht gelingt. Zerbrechen am eigenen Idealismus. Erkennen, daß die Realitäten doch stärker sind, etwa wenn man erfährt, daß die Menschen, an die man glaubte, auch zu Unehrlichkeiten fähig sind (Parteiführer oder andere Vorbilder). Dieser Konflikt über die Schwäche der Vorbilder ist meist sehr schwer zu erkennen. Leichter ist es, wenn man selbst als Vorbild versagte (als Lehrer oder als ein Elternteil).

Das Verzweifeln an der Ungerechtigkeit der Welt, die man nicht ändern kann. Bewußtwerden der eigenen Bestechlichkeit, etwas versprechen, was man nicht halten kann. Die höchsten Ansprüche müssen relativiert werden, was meist nur unter Schmerzen gelingt.

Das zehnte Haus

Ausrichtung: Materiell
Motorik: Bewegend
Aktion: Reagierend
Hier starker Planet: Saturn

Konflikte aufgrund der Stellung in der Außenwelt. Konflikte durch eigene Mißerfolge und Erfolge anderer.

Zurücksetzung durch den Chef. Ständiges Verschieben einer Beförderung oder einer Gehaltsaufbesserung. Menschen, die bei Ehrungen übergangen werden, beginnen später oft chronisch darunter zu leiden. Was wie leichtes Übelsein aussieht, wächst sich zu einer schweren Erkrankung aus.

Möglich auch, daß sich nach einer Beförderung herausstellt, daß dieser Posten eine Überforderung darstellt. Menschen ohne kritische Selbsteinschätzung werden später oft von einem Leiden betroffen, für das sie keine Erklärung finden.

Die unsichere Lage, nachdem die Firmenleitung gewechselt hat. Oder im Alter vorzeitig abgeschoben oder degradiert zu werden. Manche Beschwerden kommen aus der Angst, erpreßt zu werden, weil das Gewissen weiß, daß die Stellung nicht mit ganz sauberen Mitteln errungen wurde. Die Angst, daß andere um verborgene Dinge wissen.

Auch wenn Freundschaften zerbrechen, weil nun die Freundin Vorgesetzte wurde (oder der Freund). Heute das Problem der Emanzipation, wenn ein Mann keine Frau als Chefin vertragen kann. Das größte Problem ist oft, ins zweite oder dritte Glied zurücktreten zu müssen, um seinen Lebensunterhalt wahren zu können.

Das elfte Haus

Ausrichtung: Geistig
Motorik: Fest
Aktion: Auslösend
Hier starker Planet: Uranus

Konflikte durch Freunde, durch Sozialverhalten. Plötzliche Bedürftigkeit, und gleichzeitig ist man zu stolz, materielle Unterstützung von einer Institution zu fordern.

Eine plötzliche, starke Mieterhöhung nicht zahlen zu können. Scham, Mietgeld zu beantragen oder einen Antrag auf Sozialhilfe stellen zu müssen. Das Vertrauen seines Vereins (etwa in der Funktion als Kassenwart) verloren zu haben, ja angeklagt zu werden, Vereinsgeld unterschlagen zu haben. Als Vorsitzender eines Vereins abgesetzt zu werden. Plötzlich merken andere, was man lange verborgen hielt: daß im Leben alles schiefgelaufen ist.

Die falsche Scham spielt hier eine wichtige Rolle, die Angst vor einer sozialen Gruppe, vor Nachbarn bloßgestellt zu werden: Wenn die Umgebung mitbekommt, daß Schulden eingetrieben werden oder wenn einem der Bankangestellte vor Publikum mitteilt, daß man nicht kreditwürdig ist.

Ein Mensch fällt aus seiner sozialen Schicht heraus. Dazu gehört auch die unbegründete Einlieferung in ein Untersuchungsgefängnis. Oder Kollegen lehnen es ab, mit jemandem weiterhin in einem Team zusammenzuarbeiten.

Der völlige Verlust von Sozialprestige, das bis dahin mühsam aufgebaut und unter Verlusten auch nur zum Schein aufrechterhalten wurde.

Das zwölfte Haus

Ausrichtung: Seelisch
Motorik: Anpassend
Aktion: Reagierend
Hier starker Planet: Neptun

Konflikte, die aus Einsamkeit und Verlassenheit entstehen. Nur muß bedacht werden, daß die meisten Menschen an ihrer Einsamkeit selbst Schuld tragen. Entweder hat man sich früher verweigert, sich sozial zu integrieren in der Meinung, man habe die anderen nicht nötig, oder es lag ein diktatorisches Verhalten in der Familie vor. Beschwerden und Leiden verursachen Ängste, von Feinden verfolgt zu werden. Ferner die innere Leere, gepaart mit der Müdigkeit, Initiativen zu ergreifen.

Tierliebe, Halten von Haustieren, die alles ersetzen sollen. Werden diese Tiere dem Menschen genommen (infolge von Krankheit, Übersiedlung, u. a. in ein Altersheim) oder sterben die Haustiere, brechen ihre Besitzer manchmal vollständig zusammen. Das Alleinsein wird nicht als Aufgabe, sondern als Last empfunden. Man wird krank, weil das Leben völlig sinnlos erscheint, und im Krankenhaus wird man wenigstens noch etwas umhegt. Der Grund der äußeren wie inneren Einsamkeit ist also aufzuspüren, um einen Teufelskreis zu durchbrechen. Sonst nützt keine ärztliche Hilfe. Kaum kommen diese Menschen aus dem Krankenhaus, wo sie sich bestens erholt haben, setzt das alte Leiden wieder ein. Oft war an allem ein Familienzwist schuld, da die Betroffenen sich zuvor tyrannisch verhielten. Jetzt sind sie zu verbittert, um noch einmal einzulenken.

Ich habe die Anregungen zu Kombinationen der Häuser bewußt mit vielen Beispielen aus verschiedenen Krankengeschichten illustriert. Selbstverständlich wird jeder Astrologe hier seine eigenen Erfahrungen machen. Die Grundaussage der Häuser aber wird sich kaum umstürzen lassen. Sie baut auf einem erprobten Erfahrungsschatz auf.

Sicher ist, daß es immer Konflikte sind, die zu Krankheiten führen. Andere bezeichnen die Krankheitsursache als Krise. Damit ist jedoch nicht der Kern getroffen, denn vor der Krise liegt der Konflikt. Den müssen wir analysieren und mit dem Kranken besprechen, so daß der Kranke auch seine eigenen Verfehlungen und Irrtümer einsieht.

Kein Konflikt, der Krankheitsursache ist, entstand ohne eigenes Zutun. Diesen eigenen Anteil gilt es aufzuspüren, wobei wir mit Samthandschuhen vorgehen müssen. Aber auch mit Samthandschuhen kann man recht gut zupacken: »so feinfühlig wie möglich, aber doch so konsequent wie nötig«. Es gibt allerdings eine entscheidende Voraussetzung: Der Kranke muß den Willen haben, sich wirklich helfen zu lassen. Ist dieser echte Wille nicht vorhanden, wird jeder Versuch vergeblich sein. Ohne aktive Mitarbeit der Ratsuchenden geht wirklich nichts.

Es folgt eine Übersicht der Konfliktgründe in einem Häuserschema.

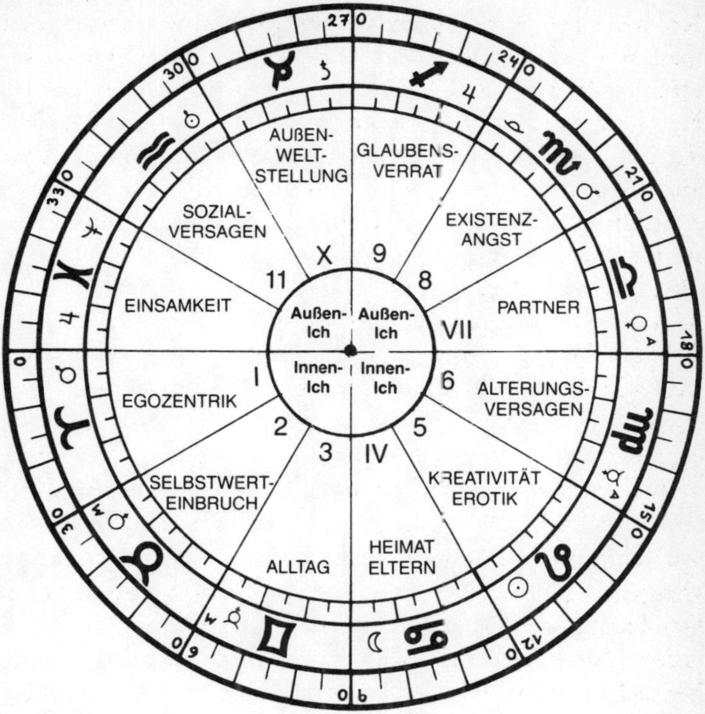

Abbildung 9: Häuser und Konflikte in der Astromedizin

Die Aspekte in astromedizinischer Sicht

Die Aspekte zeigen Bindungen zwischen Planeten an. Verbindet sich eine Kraft mit einer anderen, dann wandeln sich beide Kräfte zu einer neuen dritten Kraft.

Es gibt acht Hauptaspekte, und im Grunde sind die anderen ohne Bedeutung. Alle dreißig Grad wechselt im Tierkeis die Färbung. Deswegen entsteht auch alle dreißig Grad ein neuer Aspekt. Die Grundlage für korrekte Aspektdeutung liefern die Elemente in der Astrologie. Wir kennen vier Elemente: *Feuer – Erde – Luft – Wasser*. Jeweils zwei dieser vier Elemente benötigen sich zur Ergänzung. Feuer und Luft sowie Erde und Wasser.

Ohne Luft gäbe es kein Feuer, ohne Feuer keine Luft (sie würde sich zu Wasser wandeln). Ohne Wasser wäre Erde unfruchtbar, ohne Erde würde Wasser alles überschwemmen.

Nun gibt es je zwei Elemente, die sich zunächst nicht zu vertragen scheinen. Das sind Feuer und Wasser, Feuer und Erde sowie Luft und Wasser, Luft und Erde. Erde und Wasser können das Feuer verlöschen, während das Feuer die Erde verbrennen und das Wasser so erhitzen kann, daß es zu Luft wird. Luft kann Erde und Wasser verwehen. Doch diese vordergründigen Feindschaften und Unverträglichkeiten lehren uns, daß es lediglich um das rechte Maß geht.

Denn die Erde braucht Feuer (jedoch nur als Wärme), um fruchtbar zu sein, das Wasser braucht die Luft, um bewegt zu werden. Die Erde benötigt auch Luft zur Atmung, und das Wasser benötigt das Feuer, um nicht zu Eis zu erstarren. Das Feuer braucht schließlich die Erde, denn wo sollte es sonst brennen. Diese Grundlagen (die von ARISTOTELES stammen) sollte sich jeder Astrologe einprägen, dann weiß er, wie Aspekte zu deuten sind.

Natürlich sprechen wir nur von Aspekten, die von den Elementen her stimmen. Haben wir ein Quadrat zwischen 01 Grad Krebs und 29 Grad Jungfrau, dann ist dies zwar rechnerisch ein Quadrat, doch von den Elementen her ein Sextil (Wasser – Krebs zu Jungfrau – Erde), also kann es kaum als ein reines Quadrat bewertet werden. Auch eine Konjunktion von 28 Grad Fische zu 02 Grad Widder ist nur rechnerisch eine Konjunktion. Von den Elementen her ist hier der Confinis-Charakter immer mitzubedenken, da wir es mit zwei gegensätzlichen Färbungen zu tun haben.

Wenn sich zwei vordergründig unverträgliche Elemente durch Planeten im Aspekt befinden, kommt es folglich auf das rechte Maß an. Es betrifft die Aspekte Confinis (30 Grad), Quadrat (90 Grad) und Quincunx (150 Grad). Dies gilt für die Astromedizin im ganz besonderen Sinne. Das sogenannte »böse« Quadrat wird zur notwendigen Einsicht führen, daß die Kräfte, die sich im Quadrat anblicken, sich brauchen, dabei aber das rechte Maß beachten müssen.

Jeder Aspekt gehört zu einem Planeten. Jeder Planet (außer Sonne und Mond) zeigt uns die Aspektrichtung an. Er weist uns aber auch darauf hin, wie die Aspekte lösbar sind. Diesen Planeten nennen wir den *Deutungsplaneten*. Beispiel: Die Konjunktion gehört, wie wir sehen werden, zum Merkur. Merkur zeigt uns folglich an, wie ein Aspekt zu lösen ist. In diesem Fall durch aktives Denken und Handeln, denn dafür steht dieser Planet mit dem Symbol des Götterboten. Bei einer Konjunktion sollten wir also denken und handeln. Bei einem Jupiteraspekt hieße es, den Sinn einer Kraftvereinigung zwischen zwei Planeten zu finden, um dann diese neue Kraft darauf auszurichten. Bei der Vorstellung der folgenden acht Aspekte werden wir oben in der Übersicht jeweils den Deutungsplaneten ablesen können. Die Aspekte, die wir behandeln, sind: Konjunktion, Confinis (oft fälschlicherweise Halbsextil genannt), Sextil, Quadrat, Trigon, Quincunx, Opposition sowie die Unaspektiertheit.

Alle Aspekte haben den gleichen Wert. Es gibt keine wichtigen oder unwichtigen Aspekte, keine guten oder schlechten beziehungsweise keine harmonischen oder unharmonischen Aspekte. Die Aspekte haben – wie alles in der Astrologie und in der Esoterik – ihre Schatten- und Lichtseiten. Aber auch diese Unterscheidung stellt keine Wertung dar, da beide, Licht und Schatten, wie ich mehrfach betont habe, zusammengehören. Licht und Schatten ergänzen sich.

Konjunktion

Abstand: 00 Grad mit einem gewissen Orbis
Deutungsplanet: Merkur als Morgen- und Abendstern
Grundrichtung: Ergänzung der Gemeinsamkeit

In der Konjunktion stehen zwei Kräfte eng beieinander. Es können gegensätzliche Kräfte sein, wie Mars, der Strebende, und Saturn, der Bewahrende. Hier kommt es nun auf die Vereinigung an, auf die Ergänzung in der Gemeinsamkeit.

Entscheidend ist zunächst, festzustellen, welcher Planet der Stärkere ist. Dies ist in der Regel der langsamere Planet. Je langsamer ein Planet, desto mächtiger zeigt er sich in den Direktionen und Transiten. Der schnellere Planet (kein Planet ist im Vergleich zu den anderen von den Zeitgesetzen her gleich schnell oder langsam) zeigt uns, ob sich die Kraft, die er symbolisiert, der stärkeren Kraft unterwirft. Das ist dann der Fall, wenn er auf den langsameren Planeten zuläuft (in der Fachsprache nennt man dies eine Applikation). Dieser Planet paßt sich opportunistisch an.

Läuft der schnellere Planet vom langsameren weg (ist er also schon in der Konjunktion an diesem Planeten vorbeigezogen, was man Separation nennt), dann versucht er sich von der langsameren Kraft zu lösen. Er verhält sich sozusagen rebellisch.

Bei beiden Arten, bei der opportunistischen wie der rebellischen, muß achtgegeben werden, daß hier das rechte Maß gefunden wird, denn weder Opportunismus noch Rebellion helfen. Es ist notwendig, zu überlegen und dann zu handeln, um aus einer gesundheitlich schwierigen Krise herauszukommen und die Mitte wiederzufinden.

Confinis

Abstand: 30 Grad mit einem gewissen Orbis
Deutungsplanet: Uranus
Grundrichtung: Zerrissenheit und Intuition

Im Confinis-Aspekt befinden sich zwei Planeten in Nachbarzeichen. Stehen sie in einem Zeichen (der eine Planet bei 01 Grad der andere bei 29 Grad), dann besitzt der Confinis-Aspekt den Charakter einer Konjunktion. Er ist also nicht echt, weil keine gegensätzlichen Zeichen die Färbung markieren.

Da die nebeneinanderliegenden Tierkreisabschnitte stets die gegensätzlichsten sind, haben wir es hier mit zwei Kräften zu tun, die eine innerliche Zerrissenheit anzeigen, da die jeweiligen Färbungen zunächst nicht zusammenzupassen scheinen. Sie streben auseinander, so daß ein Zwiespalt die Folge ist.

Beispiel: Sonne und Merkur stehen in Nachbarzeichen. So ist das Denken und Handeln (Merkur im Abschnitt Stier) auf Sicherung ausgerichtet, während der Lebenskern, die Sonne im Abschnitt Widder, alles riskieren will. Diese Zerrissenheit muß nun durch Intuition ausgeglichen werden. Intuition ist der geniale Einfall, der dem Prozeß des Nachdenkens folgt. Jeder wahre Einfall braucht aber außer dem Nachdenken auch ein inneres Aufgebrochensein, das hier durch die Zerrissenheit zu finden wäre, die auf diese Weise genutzt werden kann.

Manche Krankheit ist seelisch durch Disharmonie zweier Gegensätze bedingt, so daß eine Lösung nur aus der Intuition, aus dem Einfall für eine neue Lebensauffassung, zu erwarten ist.

Sextil

Abstand: 60 Grad mit einem gewissen Orbis
Deutungsplanet: Venus als Morgen- und Abendstern
Grundrichtung: Gefühle und Emotionen

Im Sextil befinden sich zwei Planeten in Elementen, die sich benötigen und ergänzen, andernfalls handelt es sich um ein Sextil mit Confinis-Charakter oder um ein Sextil mit dem Charakter eines Quadrats. (Wenn ein Planet auf 29 Grad Jungfrau und der andere auf 01 Grad Schütze steht, haben wir zwei eher feindliche Elemente, die wir in der Kombination berücksichtigen müssen.) Der Deutungsplanet Venus (durch Venus als sogenannten Glücksbringer wurde das Sextil einst als sehr günstig angesehen) zeigt an, daß es hier um die Vereinigung zweier Kräfte durch den Gefühlsbereich geht. Hier spielen Emotionen eine wichtige Rolle, wie zum Beispiel im Leben zweier Menschen, die trotz aller Gegensätze durch die Liebe vereint werden (Venus als Abendstern). Aber der Weg zum Glück muß aktiv beschritten werden (Venus als Morgenstern). Geschieht dies nicht, kann das verheißungsvolle Sextil sehr viele Enttäuschungen hervorrufen. Es besteht die Gefahr, daß sich die Horoskopeigner in falscher Gefühlssicherheit wiegen und sich treiben lassen. Zu große Sicherheit hat schon manche Bindung zerrissen.

Im Sextil Sonne/Saturn wird das Ich die Prüfungen, die Tradition lieben, aber der traditionelle Lebensprüfer wird auch den Weg des bewußten Ichs schätzen und fördern.

Quadrat

Abstand: 90 Grad mit einem gewissen Orbis
Deutungsplanet: Mars
Grundrichtung: Kampf und Konflikt (nicht Krieg)

Im Quadrat sind zwei Planeten aus zwei eher feindlichen Elementen verbunden. Steht jedoch ein Planet auf 01 Grad Krebs, ein anderer auf 29 Grad Jungfrau, dann ist dies nur rechnerisch ein Quadrat (also ein Quadrat mit Sextil-Charakter).

Zwei Kräfte im Quadrat stehen zunächst im Konflikt, im Kampf gegeneinander. Sie müssen sich – wie es so schön heißt – zusammenraufen. Dabei kommt es auf Ausgewogenheit an. Es darf zwar keine Kraft von einer anderen total besiegt werden, aber ein fauler Kompromiß wäre auch nicht korrekt. Jede Kraft hat ihre Wucht zurückzuhalten, damit sich beide fördernd begegnen. Beispiel: Sonne im Feuerzeichen darf nicht den Mond im Erdzeichen total verbrennen. Totale Verbrennung bedeutet Wüste und Ersterben alles Lebens. Mit maßvoller Wärme allerdings bleibt die Erde fruchtbar.

Hier ist also darauf zu achten – wie bei einer Straßenkreuzung –, welcher Planet die innere Vorfahrt hat. In der Regel ist es der langsamere Planet. Im Quadrat hat sich demnach die individuelle Kraft den allgemeinen Lebensregeln anzupassen. Tut es die Kraft nicht, könnten wir, übersetzt in den Alltag, lesen: »Hier verstarb Herr X, er hatte nach dem Gesetz die Vorfahrt.«

Ein Quadrat ist ein Aspekt, bei dem sich zwei Kräfte kreuzen, bevor sie beide in eine Straße einbiegen und gemeinsam weiterfahren.

Trigon

Abstand: 120 Grad mit einem gewissen Orbis
Deutungsplanet: Jupiter
Grundrichtung: Gerechtigkeit und Sinnsuche

Im Trigon verbinden sich zwei Kräfte, die im selben Element stehen. Also beide Planeten befinden sich entweder im Feuer-, Erde-, Luft- oder Wasserelement. Stehen beide Planeten nicht in einem Element, handelt es sich vielleicht um ein rechnerisches Trigon mit Quadrat- oder Quincunx-Charakter.

Stehen zwei Planeten im gleichen Element (ähnlich wie bei der Konjunktion), dann sprechen sie die gleiche Sprache. Dadurch fällt beiden Kräften die Entfaltung in eine gemeinsame Richtung leichter. Das Problem ist, daß diese Entfaltung einen Sinn haben muß. Sie muß vor dem gerechten Auge der Seele, vor einem selbst wie vor anderen, bestehen.

Fehlt der (Lebens-)Sinn, dann nutzen diese Kräfte nichts. Sie schlagen um, verkehren sich in das Gegenteil und schädigen den Menschen, der sie nicht richtig einzusetzen weiß. An sich bietet dieser Aspekt die Chance, daß sich sehr gegensätzliche Kräfte (etwa die von Jupiter und Saturn) hier bestens vereinen können. Haben aber diese Kräfte kein Ziel vor Augen, läuft alles quer. Es sieht aus wie ein Pferdegespann vor einem leeren Wagen, der stillsteht. Lange halten die beiden Pferde diese Situation nicht aus. Es kommt der Moment, da sie wild losrasen, bis der Wagen umstürzt und vielleicht großen Schaden anrichtet.

Chancen sind ein Geschenk. Wer sie nicht nutzt, ist undankbar, und Undank wird stets bestraft.

Quincunx

Abstand: 150 Grad mit einem gewissen Orbis
Deutungsplanet: Neptun
Grundrichtung: Täuschung und Inspiration

Im Quincunx-Aspekt verbinden sich zwei Planeten aus eher feindlichen Elementen. Wenn sich die Elemente ergänzen, handelt es sich um ein Quincunx mit Oppositionscharakter. Stehen die beiden Planeten in gleichen Elementen, dann haben wir es mit einem Quincunx mit Trigoncharakter zu tun.

Der Quincunx-Aspekt steht für Täuschungen, aber sind durch die Enttäuschung die Täuschungen durchschaut, führt diese Entwicklung vielleicht zur Inspiration. Ja, sogar eine Hellsichtigkeit kann sich bemerkbar machen. Letztere wäre für eine Krankheit geradezu ideal. Aber vorher müßte untersucht oder analysiert werden, worin die Täuschung lag. Wir haben vielleicht zwei Kräfte, von denen wir glauben, sie würden sich gegenseitig unterstützen, aber ihr jeweiliger Grundcharakter mit der Färbung ist noch nicht durchschaut. Hier liegt das Problem.

Viele Menschen meinen, etwa durch ein Suchtmittel, wie Nikotin, den Kopf klarer zu bekommen; sie meinen, durch Kokain würden sie besser denken können, aber die darauffolgende Abhängigkeit führt sie statt in den Himmel der Erkenntnis in tiefe Abgründe der Abhängigkeit, in der jeder Blick, jeder Gedanke getrübt ist. Dies kann man in ähnlicher Weise durchaus auf andere Lebenssituationen beziehen. Der Gang der Entwicklung ist immer der gleiche. Er ist nur durch Offenlegung und Klärung beeinflußbar und gibt dann erst die Chance zur Heilung.

Opposition

Abstand: 180 Grad mit einem gewissen Orbis
Deutungsplanet: Saturn
Grundrichtung: Ergänzung des Gegensatzes

In der Opposition sind zwei Kräfte verbunden, deren Planeten in sich gegenüberliegenden, aber ergänzenden Zeichen stehen, wie Feuer und Luft oder Erde und Wasser.

Falls Planeten nicht in diesen Elementpaarungen stehen, handelt es sich um eine Opposition mit Quincunx-Charakter.

Hier wollen sich zwei gegensätzliche oder sich gegenüberstehende Planeten vereinen, von denen nur einer jeweils am Himmel sichtbar ist. Daher ist die Verständigung manchmal schwierig, daher müssen oft Umwege gegangen werden, um zusammenzufinden. Diese Planeten haben sozusagen ein Ziel, das in Luftlinie läge, wobei dieser Weg aber nicht benutzt werden kann.

So braucht es seine Zeit, ehe sich diese Kräfte finden, um dann gemeinsam den Ausgangspunkt und das Ziel zu symbolisieren. Es geht folglich nicht um einen Verstandesweg. Dieser Weg ist der geistige Weg, denn er ist nur über den Geist (nicht zu verwechseln mit dem Verstand) zu gehen. So kommen wir an die Schwelle, deren Übergang uns neue Horizonte eröffnet.

Dieser Hüter der Schwelle ist Saturn, der uns auch lehrt, daß alles seine Zeit braucht. Schaden kann daher dieser Aspekt, wenn die Ungeduld überhand nimmt, wenn nicht abgewartet werden kann, wenn überstürzte Entscheidungen etwas zerstören, das Zeit zum Wachsen braucht.

Unaspektiertheit

Abstand: Keine Verbindung mit anderen Planeten
Deutungsplanet: Pluto
Grundrichtung: Eingliederung

Planeten ohne Aspekte stellen im Horoskop meist eine starke Kraft dar. Diese Planeten sind quasi »Wilderer«. Sie sind völlig frei, was Stärke gibt, da sie auf niemanden Rücksicht nehmen müssen. So spricht man auch von einem Junggesellenaspekt. Der Junggeselle kann sich ohne Bindung alles leisten, hat wenig Hemmungen oder Rücksichten, die ihn von seinem Tun abhalten könnten. Aber im Alter fehlen ihm die Einbindung und eine Familie, die ihm beisteht.

Bei einer Planetenkraft ist die Situation noch komplizierter. Beispiel: Der Mars ist unaspektiert. Wir haben damit einen Antrieb, einen Willen, der aber im Grunde nicht weiß, wofür er da ist. Was soll ein Wille ohne Sinn und Ziel? Er schlägt mal hier, mal dort zu, doch bringt dies Verhalten im Grunde außer Chaos nichts ein. Alle anderen Kräfte wirken nun ohne den Willen, den Antrieb. Und damit tritt eine Schwäche zutage, denn wie sollen diese Kräfte ohne Willen aktiviert werden?

Das Ziel kann folglich nur sein, die uneingebundene Kraft doch noch einzubinden, damit sie nicht mehr unaufgefordert aus dem Dunkeln wirkt, sondern einen Handlungssinn bekommt. Daher muß als Aufgabe die unaspektierte Kraft bewußt mit den anderen Kräften koordiniert werden, damit sie nicht chaotisch reagieren kann.

Wer den tiefen Sinn der Aspekte als Verbindungsaufgabe verstanden hat, wird dem Heilungsuchenden sicher durch die

Analyse seines Horoskops helfen können. Viele Menschen (auch Astrologen) sehen meist nur bestimmte Planeten (mit Vorzug den Saturn), um Übles vorauszusagen. Das sind auch diejenigen, die alle Hoffnungen auf Jupiter setzen und hinterher an der Astrologie verzweifeln, wenn diese Art der Betrachtung nicht aufgeht.

Kein Planet, der einen Aspekt aufweist, ist ohne diesen zu betrachten! Hier fängt jede Kombination an. Erst nach diesem Schritt werden wir eine Ordnung im Individualhoroskop erhalten.

Die Aufgabe der Aspekte liegt darin, Kräfte so miteinander zu verbinden, daß sie nützen und keinen Schaden bringen:

Grundaufgaben der Aspekte

Konjunktion	– Die Ergänzung der Gemeinsamkeit
Confinis	– Der Weg über die Zerrissenheit zur Intuition
Sextil	– Die Berücksichtigung der Gefühle und Emotionen
Quadrat	– Konfliktbewältigung durch kontrollierten Kampf
Trigon	– Lebenschancen durch Sinnsuche
Quincunx	– Der Weg über die Täuschung zur Inspiration
Opposition	– Die Ergänzung des Gegensatzes
Ohne Aspekt	– Die Integration der unaspektierten Kraft

Die Krankheitsanzeiger im Horoskop

Die Krankheitsanzeiger in der Astrologie sind zahlreich.

Wichtig sind die Häuser, die ich genannt habe (erstes, sechstes, achtes und zwölftes Haus), von denen das sechste Haus wohl die längste Tradition hat, das achte Haus aber durch die Einbeziehung der Psychologie für den psychosomatischen Bereich in moderner Zeit immer wichtiger wurde. Manche sehen auch das zwölfte Haus (als einstiges Symbol der Krankenhäuser) als maßgebend für die Erkennung von Gefährdungen des Körpers an. Es erweist sich in der Praxis jedoch immer mehr, daß hier die Regenerationskraft beheimatet ist.

Früher galten die Planeten Saturn und Mars als die Krankheitsbringer schlechthin. Diese Interpretation ist überholt; sie ist zu einseitig, das hat die Erfahrung der letzten Jahrzehnte gezeigt. Selbstverständlich zählen auch Saturn und Mars zu den Krankheitsanzeigern – aber nicht mehr oder weniger als die anderen Planeten. Jeder Planet kann auf Krankheiten hindeuten, also auch die sogenannten Wohltäter Jupiter und Venus.

Ferner wurden *Aspekte* als Krankheitsanzeiger genannt. Etwa die einst so verteufelten Quadrate und Oppositionen. Auch hier hat man früher vereinfachend in Gut und Böse eingeteilt. Sicher, ein Kampfaspekt wie das Quadrat ist nicht einfach zu bewältigen, aber er löst Konflikte wie kein anderer Aspekt. Die Erfüllung der Opposition braucht Zeit und Einsatz, ehe sie sich im besten Sinne positiv auswirkt.

Bewährt hat sich seit langen das Erkennen der Krankheitsanzeiger über den *Substanzpunkt*. Der Substanzpunkt hat sich aus dem Tot-Punkt entwickelt, was nichts mit dem Tod an sich zu tun hat. Der Substanzpunkt im Horoskop zeigt uns einerseits an, in welchem Haus, also in welchem Interessenbereich, am schnellsten und nachhaltigsten ein Substanzverlust und damit ein Entwicklungsherd für Krankheiten droht.

Andererseits zeigt er uns vor allem den einen oder die zwei Planeten an, die wir als die jeweils herausragenden Krankheitsanzeiger ansehen müssen. Sicher werden auch andere Planeten in Frage kommen, aber in erster Linie sind es doch die Planeten, die jeder in seinem Horoskop über den Substanzpunkt findet.

Zur Berechnung: Wir müssen unterscheiden zwischen Tag- und Nachtgeburten. Eine Taggeburt haben wir, wenn die Sonne *über* dem Horizont steht, also südlich der Linie Aszendent – Deszendent, folglich in der Hälfte, wo sich das MC befindet, das bei uns ja den Süden anzeigt. Steht die Sonne *unter* der Linie Aszendent – Deszendent, dann steht sie in der unteren, nördlichen Hälfte, in der wir auch das IC finden. Sie steht also unter dem Horizont. Damit handelt es sich um eine Nachtgeburt, denn die Sonne war schon untergegangen oder noch nicht wieder aufgegangen.

Unsere Berechnungsformel beginnt sowohl bei einer Tag- wie bei einer Nachtgeburt mit dem Aszendent. Warum? Der Aszendent ist mit der individuellste Punkt des Horoskops. Er zeigt die Geburtsminute an, damit auch – so hieß es einst –, unter welchem Stern die Geburt stand. Der Aszendent ist auch der Punkt des »Ich will leben!« Daher erkennen wir an seiner Stellung, wie man leben möchte und wie man leben kann.

Für eine *Taggeburt* heißt die Berechnungsformel: *Aszendent plus Mars minus Saturn*. Das ist einfach zu verstehen. Bei einer Taggeburt geht es um die Aktivität der Helligkeit (Mars), die jedoch Rücksicht nehmen muß auf das Ererbte, auf das, was es zu bewahren gilt (Saturn). Wenn der Wille mehr fordert, als das Ererbte gestattet, folgen Zusammenbruch und Lähmung. Deswegen steuert hier Saturn dagegen.

Für eine *Nachtgeburt* heißt die Berechnungsformel: *Aszendent plus Saturn minus Mars*. Des Nachts ist Mars (meist) inaktiv. Das Saturnische bewahrt uns, stärkt uns während des Schlafes oder führt uns zur Schwelle.

Jede Rechnung erfolgt in Graden, die immer vom Punkt 00 Grad Widder gezählt werden. Da jeder Tierkreisabschnitt 30 Grad groß ist, erscheint die Rechnung leicht. Man braucht nur die Abschnitte, die vor jenem Abschnitt liegen, in dem wir den Aszendent, Mars oder Saturn finden, zu zählen und mit 30 zu multiplizieren. Beispiel: Der Aszendent oder Mars oder Saturn stehen auf 10 Grad Löwe. Vom Widder aus gerechnet gehen dem Löwen vier Zeichen voraus (Widder, Stier, Zwillinge, Krebs). 4×30 Grad ergeben 120 Grad. Zu den 120 Grad zählen wir nun die 10 Grad Löwe dazu, was 130 Grad macht. Das Ergebnis ist also 130 Grad. Nun zählen wir die Grade des Mars (beziehungsweise des Saturn) hinzu, und von dieser Summe müssen wir schließlich die Grade des Saturn (beziehungsweise des Mars) abziehen. Das ist alles.

Nun kann es sein, daß die Summe von Aszendent plus Mars (Saturn) kleiner ist, als die des Saturn (Mars). In diesem Fall müssen wir zur Summe Aszendent plus Mars (Saturn) einen Kreisumfang von 360 Grad dazuzählen. Läge am Ende unserer Rechnung – also bei der Schlußsumme – die Summe über 360 – ziehen wir 360 ab.

Errechnen wir als Beispiel den Substanzpunkt aus dem Horoskop von JOHANN WOLFANG VON GOETHE:

Der Ausgangspunkt ist immer der Aszendent. Dieser liegt bei 17° 38′ 16″ im Zeichen Skorpion. Skorpion ist das achte Zeichen des Tierkreises, also gehen diesem Zeichen sieben andere voraus. Gerechnet wird: 7×30=210 Grad. Zu diesen 210 Grad zählen wir die Grade, die der Aszendent im Skorpion liegt.

Grad Aszendent	210
plus	17° 38′ 16″
ergibt:	= 227° 38′ 16″

Plus Mars, da die Sonne von Goethe in der oberen Hälfte des Horoskops steht, es sich also um eine Taggeburt handelt. Mars finden wir in 03° 33′ 07″ im Zeichen Steinbock. Steinbock ist das zehnte Zeichen, also gehen neun Zeichen vom Widder ausgerechnet voran: 9×30=270 Grad.

So addieren wir:	270
plus	3° 33′07″
ergibt:	= 273° 33′07″

Diese beiden Summen (Aszendent und Mars) addieren wir nun:

Aszendent	227° 38′16″
plus Mars	273° 33′07″
=	501° 11′23″

Von dieser Summe ziehen wir nun die des Saturn ab. Saturn steht auf 15° 12′15″ Skorpion. Skorpion als achtem Zeichen gehen sieben Zeichen voraus.

Folglich 7×30=	210
plus Saturn	15° 12′15″ (Grade im Skorpion)
gleich	225° 12′15″

Diese 225° 12′15″ müssen wir nun von der Summe Aszendent plus Mars abziehen.

Aszendent plus Mars	501° 11′23″
minus Saturn	225° 12′15″
ergibt	275° 59′08″

270 Grad sind gleich 00 Grad Steinbock (9×30), folglich steht der Substanzpunkt bei 5° 59′08″ Steinbock, dicht neben Mars.

Es folgt die gesamte Rechnung noch einmal übersichtlich in einer Kurzfassung.

Substanzpunkt von Johann Wolfgang von Goethe
Taggeburt (Sonne über dem Horizont)

Formel: Aszendent plus Mars minus Saturn

Aszendent	= 17° 38′16″	Skorpion:		227° 38′16″
plus Mars	= 03° 33′07″	Steinbock:		273° 33′07″
			=	501° 11′23″
minus Saturn	= 15° 12′15″	Skorpion:		225° 12′15″
Substanzpunkt			=	275° 59′08″

275° 59′08″ sind gleich 05° 59′08″ Steinbock.

Der Punkt gibt uns diejenigen Planeten an, welche die Substanz symbolisieren. Damit ist einmal der Planet, der hier in seiner verwandten Färbung steht, gemeint. In unserem Beispiel ist das im Steinbock der Planet Saturn. Nun ist aber jeder Tierkreisabschnitt in Sektoren aufgeteilt. Wie der Tierkreis aus zwölf Zeichen besteht, so besteht jedes Zeichen aus zwölf Sektoren. Jeder Sektor umfaßt 02° 30′ (30 = durch 12 = 02° 30′ (siehe mein Buch *Das Horoskop – seine Deutung und Bedeutung*).

Die Sektoreneinteilung gilt für jedes Zeichen, und jeder Sektor hat auch seinen Planeten, der hier seine verwandte Färbung findet. Ich gebe eine Übersicht, die für alle Zeichen gilt.

Sektor		*Färbungsverwandter Planet*
Widder	00° 00′ bis 02° 30′	Mars
Stier	02° 30′ bis 05° 00′	Venus als Morgenstern
Zwillinge	05° 00′ bis 07° 30′	Merkur als Morgenstern
Krebs	07° 30′ bis 10° 00′	Mond
Löwe	10° 00′ bis 12° 30′	Sonne
Jungfrau	12° 30′ bis 15° 00′	Merkur als Abendstern
Waage	15° 00′ bis 17° 30′	Venus als Abendstern
Skorpion	17° 30′ bis 20° 00′	Pluto

Schütze	20° 00′ bis 22° 30′	Jupiter
Steinbock	22° 30′ bis 25° 00′	Saturn
Wassermann	25° 00′ bis 27° 30′	Uranus
Fische	27° 30′ bis 30° 00′	Neptun

Als zweiten – aber gleichwertigen – Substanzpunktplaneten nehmen wir nun den färbungsverwandten Sektorenplaneten. Die Stellung des Substanzpunktes von Goethe = 05° 59′08″ fällt nun in den dritten, den Zwillingesektor. Hier finden wir als färbungsverwandten Planeten Merkur als Morgenstern. Also sind die Substanzpunktplaneten in unserem Beispiel Saturn und Merkur. Beide Substanzpunktplaneten sind in der weiteren Analyse unsere wichtigsten Krankheitsanzeiger im Horoskop.

Welche Informationen liefert der Substanzpunkt? Zunächst einmal erkennen wir den Bereich des Lebens, in dem durch falsches oder unbedachtes Handeln Schädigungen ausgelöst werden können. Wir erhalten Hinweise auf die Krankheitsanzeiger, wobei es übrigens auch nur einen Anzeiger geben kann. Fällt der Substanzpunkt etwa in den Abschnitt Widder auf 1° 45′, dann ist nur Mars der Indikator, da Mars von den Färbungen her sowohl im Zeichen Widder als auch im Widdersektor seine verwandte Färbung findet. Oder der Substanzpunkt fällt auf 11° 57′ des Abschnittes Löwe, dann ist allein die Sonne der Krankheitsanzeiger, weil die Sonne sowohl im Zeichen Löwe als auch im Sektor Löwe ihre verwandte Färbung findet.

Diese Krankheitsanzeiger müssen wir uns nun genauer ansehen, um vier Fragen zu beantworten:

1. Wo stehen sie, in welchem Zeichen und welchem Haus?
2. In welchen Aspekten stehen sie zu anderen Planeten?

3. Unterwerfen sich diesen Planeten andere Planeten, oder versuchen sich Planeten (in Konjunktion) von diesen zu lösen?
4. Haben sie eine Verbindung zum AS oder MC oder zu den traditionell auf Gesundheit bezogenen Häusern (erstes, sechstes, achtes und zwölftes Haus) beziehungsweise zur Mondknotenachse?

Die Mondknotenachse hat zwar nicht sehr viel mit körperlichen Beeinträchtigungen zu tun, jedoch zeigt diese Achse das Streben des Menschen zu seiner Mitte an. Hier ist es nun wesentlich, ob diese Balance durch Erkrankungen beeinträchtigt oder gefördert werden kann.

Wichtig ist festzuhalten: Die Substanzpunktplaneten, *die wir nur aufgrund unseres Themas die Krankheitsanzeiger* nennen, können selbstverständlich auch Gesundheit oder gesundheitsfördernde Kräfte anzeigen. Einmal darf Krankheit durchaus nicht nur als negativ bewertet werden, zum anderen zeigen diese Planeten selbstverständlich auch die Heilung an.

Einzubeziehen wären nun noch mögliche Bindungen der Substanzpunktplaneten zur Entwicklungsachse, der Linie zwischen dem Herkunftspunkt, der Himmelstiefe (IC) und dem Berufungsziel, der Himmelsmitte (MC). Auch hier können diese Planeten anzeigen, ob die Kräfte, die sie symbolisieren, fördern oder hemmen. Die eigene Berufung kann beispielsweise unter großen Opfern verwirklicht werden, sie wird einem nie zufallen; sie kann aber auch außer acht gelassen werden. Die Seele wird jedoch immer wieder mahnen, und sei es dadurch, daß sie über eine Erkrankung an die eigentliche Aufgabe erinnert.

Wir schauen uns also die Radixaspekte der Substanzpunktplaneten an, dann die Transite oder Direktionen, die sie treffen, aber auch vor allem, welche Aspekte sie im Laufe des Lebens auf andere Radixstellungen werfen. All dies muß korrekt interpretiert werden. Beispiele: Es löst eine Opposition von Saturn (der auch gleichzeitig Substanzpunkt und damit Krankheitsanzeiger ist) zum Substanzpunkt eine sehr langwierige, schwere Krankheit aus, die den Betroffenen zwar nicht ins Krankenhaus, aber doch Beschwernisse bringt, die er bisher nicht kannte. Die Omen für diese Erkrankung wurden nicht gesehen oder verdrängt, so wie viele Gesunde eine Vorsorgeuntersuchung hinausschieben. Als diese Opposition durch notwendige Untersuchungen deutlich sichtbar war, wurde der krankheitsanzeigende Planet in seiner Radix- und Direktionsstellung untersucht. Es zeigte sich, daß der Saturn in enger Konjunktion mit dem Mond steht. Der Mond jedoch, der in diesem Radix ja das ganze Leben mit dem Saturn symbolisch verbunden bleibt, lief in der sekundären Direktion, der Progression, durch das achte Haus. Da der sekundäre Mond (als Symbol der Seele) immer anzeigt, »was kommt«, wurde deutlich, daß die Krankheit seelisch bedingt war, also auch unter Einbeziehung der seelischen Grundeinstellung geheilt werden muß.

Hier einige Anregungen für die Interpretation des *Substanzanzeigers* in den verschiedenen Abschnitten:

Substanzpunkt im Abschnitt:	*Mögliche Gesundheitsstörung*
Widder	Neuralgie, Störung der Innervation. Hoher Blutdruck.
Stier	Halsentzündung, Schilddrüse (Basedow).
Zwillinge	Lungenkrankheiten, Asthma, Katarrhe.

Krebs	Magenbeschwerden, Störungen des vegetativen Systems.
Löwe	Herzkrankheiten, Rückenmarksleiden.
Jungfrau	Erkrankungen der Bauchspeicheldrüse (Pankreas), Darmkrankheiten.
Waage	Nierenkrankheiten, Störungen der Funktion der Nebenniere.
Skorpion	Geschlechtskrankheiten, Furunkulose.
Schütze	Hüftleiden, Ischias, Rheuma. Leberbeschwerden.
Steinbock	Kniegelenksentzündung, Arthritis, Sklerose, Skelettanfälligkeiten.
Wassermann	Krampfzustände, Krampfadern, Thrombose, Verstauchungen.
Fische	Schwache Füße, Stoffwechselstörungen, Fettsucht, Harnsäure.

Der Substanzpunkt läßt uns folglich die zwei oder den einen Planeten erkennen, dessen Kräfte auf mögliche Gesundheitsschäden hinweisen, die wir über die Tierkreisabschnitte oder Zeichen lokalisieren können.

Nun gibt es aber – wie immer – eine Ausnahme von dieser Regel, diese bezieht sich hier auf die Gestirne Sonne und Mond, also auf die Lichter. Die Alten hatten in den Lichtern Sonne und Mond Symbole für die Augen erkannt. Aus diesem Grund zeigen Sonne und Mond als einzige der Planeten auch Organe an. (Um es zu wiederholen: Nicht Saturn zeigt die Knie an, sondern der Abschnitt Steinbock, wenn auch Saturn über sein färbungsverwandtes Zeichen Steinbock mit den Knien in Verbindung steht.)

Die alte Regel, daß beim Mann die Sonne das rechte Auge, der Mond das linke Auge symbolisiert und es bei der Frau umgekehrt ist – daß nämlich der Mond das rechte, die Sonne

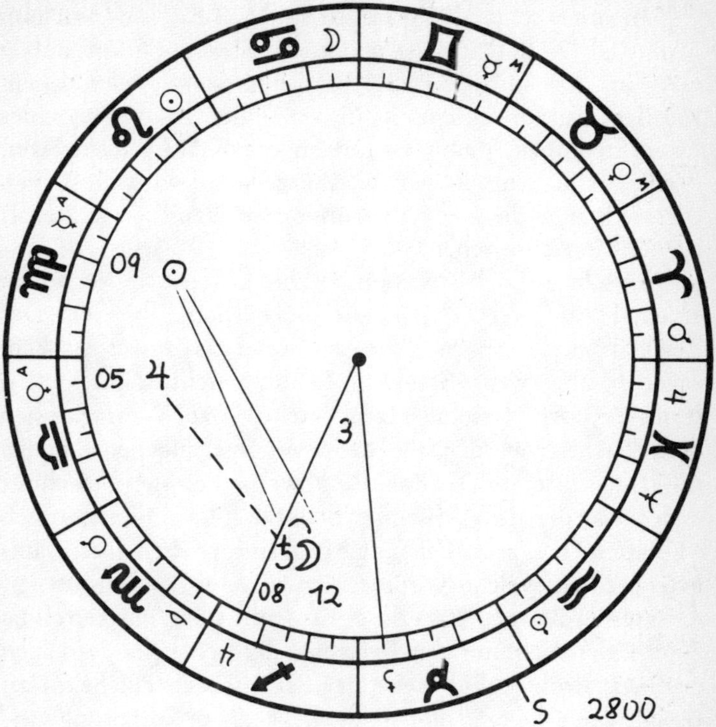

Abbildung 10

das linke Auge versinnbildlicht –, hat sich in der Praxis gut bewährt. Ein Beispiel: Der Substanzpunkt liegt im Steinbock, damit ist Saturn einer der Krankheitsanzeiger. Zudem steht Saturn in enger Konjunktion mit dem Mond und gleichzeitig im Quadrat zur Sonne. Aufgrund dieser Konstellation kann mit großer Wahrscheinlichkeit angenommen werden, daß die Augen gefährdet sind. Hierauf kann man sich also einstellen und die Augen in Abständen einer vorsorglichen Untersuchung unterziehen und sie besonders pflegen.

Der Saturn steht auf 08 Grad Schütze, in Konjunktion zum Mond auf 12 Grad Schütze und im Quadrat zur Sonne auf 09 Grad im Abschnitt Jungfrau. Es ist nun wichtig, in welchem Zeichen der Substanzpunkt (S) zu finden ist. Er liegt hier Ende Steinbock, damit ist Saturn ein Krankheitsanzeiger. Wenn der Saturn wie hier in Schütze steht, wird die Leber, eventuell auch die Lunge betroffen sein, denn wir sollten ja immer die Achse sehen.

Nun gibt es noch etwas zu beachten. Meist finden wir in einem Haus zwei Zeichen, die die Färbung abgeben. Das Zeichen an der Spitze ist zwar immer das etwas stärkere Zeichen, aber wenn Saturn in Schütze steht, dann muß – wenn es noch dasselbe Haus betrifft – auch das Zeichen berücksichtigt werden, das dem vorhergegangenen Zeichen folgt. In unserem Teilhoroskop wäre dies der Abschnitt Steinbock, der dem Abschnitt Schütze folgt und auch noch im dritten Haus seine Färbung hat. Damit müssen wir zusätzlich beachten, welche Körperregionen dieses Zeichen anzeigt, in unserem Beispiel etwa die Knie. Fazit wäre, daß durch zu gutes Essen nicht nur eine Belastung der Leber, sondern auch Arthritis droht. Nun weist der Saturn auch ein Sextil zu Jupiter auf, also kann eine maßvolle, gezielte Entfaltung vielleicht Hilfe bringen, etwa durch die gesunde Ernährung. Zumindest wäre die Richtung erkennbar, aus der dem Betroffenen Hilfe entgegenkommt.

Es klingt recht einfach. Doch nun kommen wir zu einem wesentlichen Problem der medizinischen Astrologie: der Vorhersage.

Astrologisch-medizinische Vorhersage

Die Astrologen kommen immer wieder in die Situation, daß man von ihnen – ich meine zu Unrecht – Vorhersagen erwartet. Das fängt harmlos an, mit einer Aufforderung wie: »Erraten Sie doch mal meinen Aszendenten«, und endet in der Erwartung, daß der Astrologe alles bis ins Detail im voraus ankündigt, und die Trefferquote soll auch noch aufsehenerregend hoch sein. Am Ende klappt dies nie. Aber viele Astrologen meinen, sie müßten, ja sie könnten etwas vorhersagen. Das können sie nicht! Wenn es jemand kann, dann ist er hellsichtig, aber das hat mit Astrologie nichts zu tun. In solch einem Fall ist das Horoskop nur ein Ersatz für den Blick in die Glaskugel.

Genauso verhält es sich auch bei Problemen der Gesundheit. Immer wieder tauchen Fragen auf wie: »Bekomme ich Krebs, bekomme ich Aids, wann sterbe ich?« Bei der Vielzahl der Krankheiten ist es unmöglich, individuelle Krankengeschichten Jahre oder auch nur Monate vorherzusagen.

Warum dann Astromedizin?

In der Astromedizin geht es nicht um die Vorhersage. Es geht darum, stets von einer Erkrankung auszugehen. Es geht nicht um Rätsellösungen, um Fangfragen, die jemanden auf die Probe stellen, sondern darum, dem Sinn einer Krankheit, ihren seelischen Ursachen auf die Spur zu kommen.

Wenn jemand kommt und die Frage stellt: »Können Sie mir sagen, an welcher Krankheit ich leide?«, sollte man sich ganz schnell von ihm verabschieden. Wenn aber jemand kommt und sagt: »Ich habe diese und jene Krankheit, der Arzt meint, ich solle dieses und jenes tun, was ich auch ausführen werde. Aber ich frage nun, was kann ich noch zusätzlich tun, worauf muß ich mich einstellen, was ist wohl die seelische Ursache meiner Beeinträchtigung?«, dann ist der Astrologe schon eher fähig, zu helfen.

Es muß die Jahrmarktscharlatanerie überwunden werden, daß die Menschen meinen, Astrologen wären Hellseher. Und die Astrologen dürfen sich nicht nach solchen Erwartungen richten. Sie sollten den Mut finden und sagen: »Ohne Ihre aktive Mitarbeit geht gar nichts, und diese Mitarbeit beginnt damit, daß Sie mir erst einmal schildern, was Ihnen zur Gesundheit fehlt.« Erst jetzt kann der Astrologe seinen Ansatzpunkt finden, jetzt wird er allerdings auch Spuren entdecken, die völlig verschüttet waren, die selbst die Betroffenen aus den Augen verloren hatten. Nun kann durch Gespräche und Analysen die Seele, das Unbewußte des Erkrankten, geöffnet werden. Erst jetzt kann der Astrologe versuchen zu helfen, erst jetzt wird er – unter Umständen – wirklich Erstaunliches zutage fördern!

Genauso wie der Arzt braucht auch der Astrologe seine Diagnose. Mit Blindhoroskopen ist hier nichts getan. Es hat auch keinen Sinn, wenn ein Verwandter kommt und das Horoskop mitbringt. Der Betroffene muß selbst erscheinen, denn meist verschweigt er ja gerade seinen Nächsten gegenüber eine Schuld, ein Vergehen oder seine intimsten, größten Erwartungen, die er einmal ans Leben gestellt hatte. Gewisse Dinge bespricht man lieber unter vier Augen mit einer halbwegs neutralen Person, und das muß respektiert werden.

Wenn diese Grundlage gegeben ist, kann der Astrologe – auch im voraus – schon eher etwas über den Verlauf einer Krankheit sagen. Dann sind über die Progressionen und Direktionen sowie die Transite schon Abläufe, Krisen und Impulse für die Besserung ersichtlich (siehe Literaturverzeichnis: *Das Grundwissen der Astrologie*).

Wichtig sind die Progressionen (Sekundärdirektionen) im Hinblick auf die innere Reife. Hier ist zu erkennen, wie sich der Mensch in seinem gesamten Verhalten – nach Krisen und glücklichen Höhepunkten – entwickelt. Dabei ist besonderer Wert auf die Betrachtung der Krankheitsanzeiger zu legen.

Sind die Krankheitsanzeiger schnelle Planeten wie Sonne, Venus, Merkur, dann sollte man in erster Linie darauf achten, welche Aspekte die Radixstellungen von den anderen laufenden oder den vorgeschobenen Planeten bekommen. Die Primärdirektionen, die am besten um den Sonnenbogen vorgeschoben werden, künden in der Regel Tendenzen (nicht mehr) von Dingen an, die von außen an die Horoskopeigner herangetragen werden.

Es ist die Kunst des Astrologen, die richtige Kombination zwischen der inneren Entwicklungsreife und den Tendenzen der von außen kommenden Aufgaben zu treffen. Es geht nie um Ereignisse, sondern immer nur um Erkenntnisse, wenn auch manche schädigenden Einflüsse schon in einem gewissen Rahmen sichtbar sein können.

Es bleiben schließlich von den Planetenbewegungen her die Transite zu nennen. Die meisten Astrologen arbeiten leider nur mit diesen Bewegungen, das ist zuwenig. Transite sind sehr wichtig, weil sie Entwicklungen auslösen, aber auch hemmen können. Sie geben Hinweise auf tägliche, wöchentliche oder monatliche Krisen beziehungsweise auf Atempausen und Hoffnungen. Entscheidend sind aber stets alle drei Bewegungsabläufe der Planeten (also die beiden Direktionen *und* die Transite) im Gesamtzusammenhang.

Zu nennen ist vom Solar der Aszendent und die Himmelsmitte. Der Solar-Aszendent zeigt uns, wo uns die Krankheit (wir reden hier *nur* von den gesundheitlichen Ausrichtungen) Aufgaben stellt, die nicht leicht zu meistern sind und meist große Anstrengungen erfordern. Das Solar-MC kündigt uns an, was – durch die Erkrankung ausgelöst – in den jeweiligen Jahren (wir rechnen stets von Geburtstag zu Geburtstag) als Berufungsrichtung anzustreben ist. Es zeigt, wo die Hingabe liegt, damit wir unsere innere Berufung verwirklichen. Auch hier ist selbstverständlich wichtig, ob die Krankheitsanzeiger davon betroffen werden oder ob diese sehr nahe Aspekte (Orbis nur ein Grad) zu beiden Punkten des Solar-Horoskopes haben.

Solche vorsorglich beobachtbaren Tendenzen sind oft eine starke innere Hilfe für die Kranken, auch wenn sich manche über mehrere Monate, ja manchmal über Jahre hinziehen können, etwa bei Pluto- oder Neptun-Sekundärdirektionen beziehungsweise Transiten. Auch darf man nie vergessen, daß manche Krankheit zwar über Nacht akut wird, aber daß sie oft bereits jahrelang den Körper latent geschädigt hat. Eine Krankheit, die langsam kam, verschwindet auch nicht über Nacht (das ist eine Faustregel), wenn sich auch schon recht bald erste Besserung zeigen kann.

Und hier liegt ein weiterer Schlüssel. Rückschläge bleiben nicht aus. Allerdings sind sie meist aus den Jahreshoroskopen recht gut erkennbar. Wenn nicht alle, so doch die meisten. Wird diese Tatsache von den Patienten angenommen, spüren sie eine große Hilfe, ja sie wissen – und das ist das Allerwichtigste –, daß sie auf dem richtigen Weg zur Heilung sind. Sehr hilfreich ist überdies das Erkennen der Lebensabschnitte, in denen die psychosomatischen Belastungen einsetzten. Ein Blick auf die Entwicklungsphasen im Horoskop hilft uns in diesem Zusammenhang sehr.

Die Entwicklungsphasen im Horoskop

Astrologen diskutieren immer wieder die Frage, ob die Zählung der Häuser gegen die Uhrzeigerrichtung eigentlich korrekt sei. Immerhin geht die Sonne am Aszendent auf, wandert dann durch das zwölfte und elfte Haus zu ihrem Tageshöhepunkt. Danach favorisieren manche Astrologen die Häuserzählung im Uhrzeigersinn, andere üben dies auch aus.

An dieser Überlegung ist sicher etwas dran, aber wir dürfen nicht vergessen, daß es sich hier um die Tagesbewegung der Erde um ihre Achse handelt. Die menschliche Reife braucht Zeit, dies zeigt sich viel deutlicher in der gebräuchlichen Zählung *gegen* den Uhrzeigersinn. Hier ist der tiefe, in der Seele verankerte Reifeprozeß zu schauen. Diese Zählung entspricht der scheinbaren Bewegung der Sonne um die Erde (in Wahrheit bewegt sich ja die Erde um die Sonne). Auch wenn die Sonne am Aszendent aufsteigt und zum MC strebt, so geht sie doch täglich um ein Grad gegen den Uhrzeiger auf dem Tierkreis weiter. Beim Mond wird dies noch deutlicher.

Der Pfeil außen (Abbildung 11) zeigt die Tagesbewegung der Erde, die Pfeile innen zeigen die Jahresbewegung der Erde an. Außer dem Mond bleiben die Planeten, auf den Tierkreis bezogen, für 24 Stunden bei einem Orbis von plus/minus 01 Grad oder einer Minute auf ihrer Stelle.

Wir müssen also zwei Trends unterscheiden. Den der Tagesrealität (im Uhrzeigersinn), hier erkennen wir, was wir aktiv tun, auch was uns aktiv durch die Lebensrealität begleitet. Im Sinne von: morgens mit der Sonne aufstehen, das Tagwerk verrichten, abends mit der Sonne schlafen gehen. Dies wäre die Realität, die wir erfahren. Die zweite Bewegung verliefe gegen den Uhrzeigersinn, wo sich das, was uns real geschieht, prägend in uns niederschlägt.

Wir erfahren also zwei Phasen: die *Realitätsphase* und die *Prägungsphase*. Was uns widerfährt, das prägt uns, das verfestigt sich in der Seele, im Kern unseres Wesens.

So können wir von zwei Reifephasen sprechen: *Reifephase 1 oder A* versinnbildlicht die realen Eindrücke und Erfahrungen. *Reifephase 2 oder B* versinnbildlicht den seelischen Niederschlag der realen Ereignisse und wie diese den Kern des Menschen prägen.

Wir erkennen ganz deutlich: Die Phase A geht im Uhrzeigersinn, die Phase B entgegen dem Uhrzeigersinn. Aber diese beiden Phasen sind nie losgelöst voneinander zu betrachten. Sie hängen eng, ja unauflösbar zusammen. Was wir in Phase A im zwölften Haus real erfahren, das prägt uns gemäß dem ersten Haus der Phase B (Abbildung 12).

Demnach müssen wir für die Entwicklungsphasen beziehungsweise für die Betrachtungen der Entwicklungen je zwei Häuser anschauen: das Haus der realen Phasen und das entsprechende Haus der Prägungsphasen. Die Phasen haben jeweils einen Namen, wie wir im folgenden zeigen werden.

Wichtig ist noch die Länge einer Phase, die sieben Jahre beträgt. Das würde (12 x 7) einen Durchlauf von 84 Jahren symbolisieren. Damit ist nicht die durchschnittliche Lebenserwartung gemeint, sondern ein Uranus-Umlauf, der ja pro Zeichen etwa sieben Jahre benötigt.

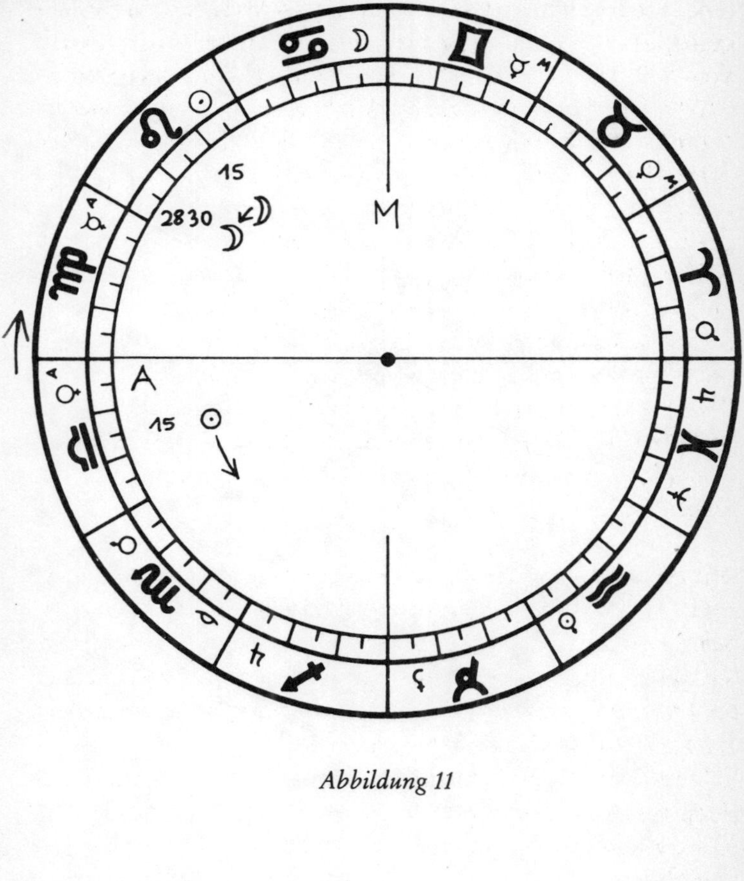

Abbildung 11

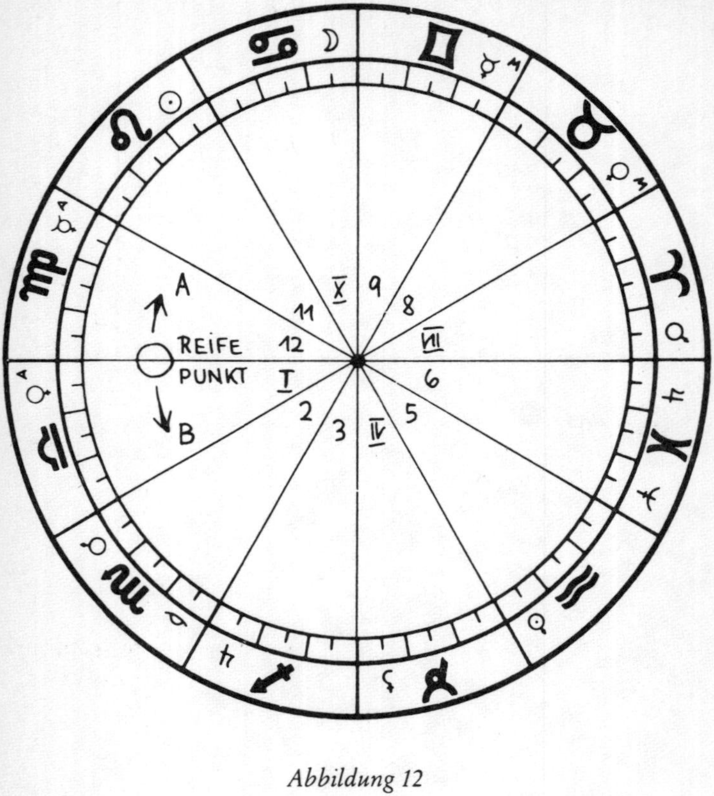

Abbildung 12

Der Siebener-Rhythmus entspricht sowohl den Zeitgesetzen des Mondes wie denen des Saturn. Er entspricht auch dem menschlichen Rhythmus, denn beispielsweise erneuert sich die Haut alle sieben Jahre, und alle sieben Tage zeigen sich Krisen bei Erkrankungen oder körperlichen Beschwerden. Besonders entspricht der Siebener-Rhythmus dem Mond, nach dessen Vorbild (mit der Sonne) wir unseren Kalender gestaltet haben. (Andere Autoren bevorzugen den Sechser-Rhythmus. Hier kann jeder individuell seine eigenen Erfahrungen machen.)

Die Häuserkombination ist einfach: das zwölfte und erste Haus gehören zusammen, elftes und zweites Haus, zehntes und drittes Haus, neuntes und viertes Haus, achtes und fünftes Haus, siebtes und sechstes Haus.

Hier unsere Übersicht:

Lebensjahre	*Reifezeit A Realität*	*Reifezeit B Prägung*	*Bezeichnung der Phase*
1.– 7.	zwölftes Haus	und erstes Haus	Abhängigkeitsphase
8.–14.	elftes Haus	und zweites Haus	Sozialphase
15.–21.	zehntes Haus	und drittes Haus	Lernphase
22.–28.	neuntes Haus	und viertes Haus	Realitätsphase
29.–35.	achtes Haus	und fünftes Haus	Erfahrungsphase
36.–42.	siebtes Haus	und sechstes Haus	Echophase
43.–49.	sechstes Haus	und siebtes Haus	Pflichtphase
50.–56.	fünftes Haus	und achtes Haus	Kreativphase

57.–63.	viertes Haus	und neuntes Haus	Standpunktphase
64.–70.	drittes Haus	und zehntes Haus	Ausstrahlungsphase
71.–77.	zweites Haus	und elftes Haus	Einschränkungsphase
78.–84.	erstes Haus	und zwölftes Haus	Abschieds-/Neugeburtphase

Die Bezeichnungen entstammen der Phase A, der Realitätsphase, was sich aus den nachfolgenden Beschreibungen ergeben wird.

Es hat sich übrigens als nicht brauchbar erwiesen, die einzelnen Phasen durch Untereinteilungen auf ein Lebensjahr oder gar auf Monate zu spezifizieren. Die meisten Lebensprägungen (Phase B) brauchen mehr Zeit. Jedes Ereignis wirkt nach. Wir wollen auch stets den großen Bogen im Leben eines Menschen im Blick haben. Jede Tüftelei erscheint wie ein Rechnen mit der Hundertstelsekunde, was jedoch nicht mit dem Ablauf des Lebens und mit den Zeitgesetzen des Kosmos im Einklang ist. Nie darf das Rechnerische die Oberhand über das Erschaute bekommen.

Es folgt eine Übersicht der einzelnen Lebensetappen:

Die Abhängigkeitsphase (1. bis 7. Lebensjahr)
Das Kind vermag nicht allein zu leben. Es ist vollständig von einer Betreuung, meist durch die Familie, abhängig. Sein Horizont ist beschränkt, nur sehr langsam wächst es schrittweise aus der Abhängigkeit heraus. Es muß abgeschlossen in sich reifen, wie es das zwölfte Haus anzeigt.

Und doch erfährt das Kind, wie alle Psychologen bestätigen, in dieser Zeit seine stärksten Impulse für die Grundlebensauffassung und für seine seelische Konstitution, wie es das erste Haus anzeigt. Was das Kind real in diesen Jahren erfährt, wirkt sich für die elementare Lebensgestaltung entscheidend aus.

Die Sozialphase (8. bis 14. Lebensjahr)
Der heranwachsende Mensch erfährt nun drastisch, daß er nicht als Einzelgänger im Schutz seiner Familie und Umgebung lebt. Er muß sich in eine soziale Gemeinschaft eingliedern, angefangen vom Kindergarten bis hin zur Schule. Er erfährt, daß es Anforderungen und Abhängigkeiten gibt, und daß Bindungen von ihm verlangt werden, wie es das elfte Haus anzeigt.

Seelisch wirkt sich dies auf die materielle Einstellung, vor allem auf das Selbstwertgefühl, aus; auf die Freude, seine eigenen Talente einzubringen, an sich zu glauben, zu erfahren, daß das Leben zu meistern ist. Es gilt etwas zu wagen, aber auch etwas sicherheitshalber zurückzulassen, wie es das zweite Haus anzeigt.

Die Lernphase (15. bis 21. Lebensjahr)
In dieser Zeit des Lernens, der Berufsausbildung, der höheren Schulen, der ersten Studienjahre wird die Grundlage für den späteren Beruf gelegt, damit für die zukünftige Stellung in der Welt. Prüfungen bereiten auf die Lebensdurchsetzungen vor, wie es das zehnte Haus anzeigt.

Angesprochen wird die Meisterung des Alltags, wie man anderen Menschen, Behörden, Vorgesetzten entgegentritt. Die kleinen Dinge des Alltags wollen bewältigt werden, wie es das dritte Haus anzeigt. (Nicht vergessen: Das Alltägliche macht gut neunzig Prozent des Lebens aus, bestimmt also den Hauptteil unseres Daseins!)

Die Realitätsphase (22. bis 28. Lebensjahr)
Der nun erwachsene und innerlich mündige Bürger versucht seinen Horizont zu erweitern und soviel wie möglich von seinen Idealen noch in die Wirklichkeit einzubauen. Aber die Wirklichkeit wird durch die Anforderungen des Alltags be-

schränkt. Der Abschied von den Idealen ist oft notwendig, wie es das neunte Haus anzeigt.

Dies wirkt sich in der Prägung aus; in der Art, wie man aus dem Elternhaus geht, um sich ein eigenes Heim zu schaffen, wie man in die Fremde tritt, um sich zu verselbständigen, wie es das vierte Haus anzeigt.

Die Erfahrungsphase (29. bis 35. Lebensjahr)
Nachdem wir unseren äußeren Stand gefunden haben, kommen die ersten bösen Lebenserfahrungen, die ersten Verluste, die nun allein gemeistert werden müssen. Nun macht jeder die Erfahrung, daß auch ihm Grenzen gesetzt sind. Die Verluste bringen Einschnitte, der Tod von Angehörigen macht bewußt, wie begrenzt auch das eigene Leben ist. Die Beschäftigung mit diesen Dingen wird Teil der Realität.

Diese Erlebnisse und Gedanken wirken sich auf die schöpferischen Kräfte aus, auf die berufliche Kreativität, auch auf den Wunsch nach eigenen Kindern. Die Kreativität wird durch die Verlusterfahrungen gebremst oder im Gegenteil erst richtig entfacht.

Die Echophase (36. bis 42. Lebensjahr)
Nun steht der Mensch mitten im Leben. Er erreicht seine Halbzeit. Jetzt ist das Echo wichtig, das er sowohl aus dem privaten als auch aus dem gesellschaftlichen Bereich erfährt. Echo bedeutet für den Arzt die Patienten, für den Künstler das Publikum, für den Lehrer die Schüler, für den Rechtsanwalt die Klienten etc. Da die Hoch-Zeit des Lebens bald überschritten ist, wird das Echo immer wichtiger, so wie es das siebte Haus anzeigt. Die Erfahrungen dieser Lebensphase nehmen Einfluß auf die Art, wie der Mensch seine Pflichten erfüllt, wie er sich unterordnen und anderen dienen kann. Wir sehen, ob er nun schon gezwungen ist, seine Kräfte einzuteilen, so wie es das sechste Haus anzeigt.

Es treffen sich nun beide Reifezeiten am Deszendent. Die Reifezeit A sinkt jetzt unter den Horizont, die seelische Prägung der Reifezeit B steigt über den Horizont. Die seelische Grundeinstellung wird für die Ausstrahlung des Menschen ausschlaggebend. Das Alltägliche wird oft mit Routine erledigt; es verliert langsam an Wert, wenn es auch noch scheinbar das Leben bestimmt. Uranus hat als Transit die Opposition zu seiner Radixstellung überschritten. Hier könnte sich das Leben noch einmal entscheidend ändern, hier stellt sich heraus, ob man im alten Trott bleibt oder noch einmal ein Abenteuer, ein Wagnis riskiert, um das Leben mehr auszuschöpfen.

Die Pflichtphase (43. bis 49. Lebensjahr)

Es kommt die Zeit, in der die Pflichten noch einmal das Leben bestimmen. Die Ausbildung der Kinder geht zu Ende, ihr Leben muß abgesichert werden (Existenzgründungen). Manches wird liegenbleiben, weil die ersten Krankheiten Pausen im Lebens- und Geschäftsablauf erzwingen. Kuren sollen die verbrauchten Kräfte wieder zurückbringen. Der Gedanke an Gesundheitsvorsorge ist nun aktuell; das Vermögen wird berechnet und eingeteilt, wie es das sechste Haus anzeigt.

Diese Erfahrungen beeinflussen das Verhältnis zum Partner und zur Umgebung. Sie prägen das Echo, das man empfängt und auch aussendet. Oft tritt man jetzt dem Leben mit neuer Einstellung entgegen, wie es das siebte Haus anzeigt.

Die Kreativphase (50. bis 56. Lebensjahr)

Die Pflichtphase ist überwunden. Es meldet sich der Wunsch, sich endlich (oder erneut) der Kreativität zuzuwenden. Die schöpferischen Kräfte versuchen sich auszuleben, in Form eines Hobbys oder in einem neuen Beruf. Der Mensch lebt zwar einsamer, aber gerade deswegen kreativer. Diese Kreativität, die jetzt verwirklicht wird, bestimmt natürlich das Verhalten, wie es das fünfte Haus anzeigt.

Dies prägt das Auftreten in der Außenwelt, selbst wenn sich hier starke Einschränkungen bemerkbar machen. So wird auch an Testamente gedacht, an Alterssitze in Stiften oder Wohnheimen, wie es das achte Haus anzeigt.

Die Standpunktphase (57. bis 63. Lebensjahr)

Der Mensch bereitet sich auf die letzten Jahre seines aktiven Arbeitslebens vor. Er setzt zum Endspurt an. Er baut auf seine Erfahrungen, er läßt sich kaum mehr etwas sagen. Nun ist er selbstsicher, und das sollen ihm die Nachfolgenden, die Jüngeren, erst einmal nachmachen. So möchte er sich in sein Haus zurückziehen, das Alter dort mit Genuß verbringen, wie es das vierte Haus anzeigt.

Dies prägt wiederum seine Ausstrahlung nach draußen, da er nun mehr als zuvor wieder seinen Idealen zustreben kann, ob dies nun den anderen um ihn herum gefällt oder nicht, wie es das neunte Haus anzeigt.

Die Ausstrahlungsphase (64. bis 70. Lebensjahr)

Der ältere Mensch geht nun in den Ruhestand. Er hat das Leben gemeistert. Jetzt wird er auch gnädiger, verzeiht eher. Er bekommt eine Ausstrahlung, die sich vom Alltag abhebt. Nun vermag er jüngeren Menschen zu helfen und ihnen den Weg zu bereiten. Es werden neue Kontakte geknüpft. Man ist freier, unbefangener, unbelasteter durch Alltagssorgen, wie es das dritte Haus anzeigt.

Das prägt das Auftreten in der Außenwelt, da der Mensch, wenn auch oft nur in engerem Kreise, noch einmal im Mittelpunkt stehen kann. Der Senior ist gern gesehen (oder auch nicht, denn wie immer steht der Lichtseite eine Schattenseite gegenüber), wie es das zehnte Haus anzeigt.

Die Einschränkungsphase (71. bis 77. Lebensjahr)
Nun zwingt uns das Leben, sich doch einzuschränken. Der ältere Mensch verkleinert seine Umgebung. Manche ziehen in eine kleinere Wohnung, mache müssen in ein Altersheim übersiedeln. Die Reisen werden kürzer, die Ziele näher. Die Einnahmen steigern sich nicht mehr, die Ausgaben werden durch Medikamente und andere Belastungen größer. Die Angst, ob das Geld bis zum Lebensende reicht, drängt erneut ins Bewußtsein. Auf diese Weise wird das Materielle noch einmal wichtig, wie es das zweite Haus anzeigt.

Diese seelische Verfassung läßt die nahen Freunde enger zusammenrücken; die soziale Umgebung prägt den Lebensabend. Anteilnahme und Bescheidenheit stellen sich ein, wenn der Abschied von Bekannten und Freunden immer bedrückender wird. Doch noch will man seiner nahen Umgebung Freude bereiten, wie es das elfte Haus anzeigt.

Die Abschieds- und Neugeburtsphase (78. bis 84. Lebensjahr)
Im Leben müssen wir nun wieder mit uns selbst zufrieden sein. Viele sind bereits einsam. Es kommt auf einen selbst an, ob die letzten Jahre und Monate in Würde gelebt werden. Das Erbe wird verteilt, um auch am Ende mit sich zufrieden zu sein, wie es das erste Haus anzeigt.

Dies prägt jedoch die Außenweltstellung. Manche kommen bereits in eine Abhängigkeit, da sie sich allein nicht mehr helfen können. Es wird oft eine Bilanz gezogen, denn auch im Abschied möchte man mit seinem Leben zufrieden sein, wenn auch darauf keine Antwort mehr erfolgt, wie es das zwölfte Haus anzeigt.

Um den Phasenrhythmus leichter auf die einzelnen Horoskopeigner zu übertragen, sei folgende Tabelle empfohlen, die beispielsweise vom *Geburtsjahr 1931* ausgeht:

Lebensjahre	*Zeitjahre*	*Lebensphase*
1.– 7.	1931–1938	Anhängigkeitsphase
8.–14.	1938–1945	Sozialphase
15.–21.	1945–1952	Lernphase
22.–28.	1952–1959	Realitätsphase
29.–35.	1959–1966	Erfahrungsphase
36.–42.	1966–1973	Echophase
43.–49.	1973–1980	Pflichtphase
50.–56.	1980–1987	Kreativphase
57.–63.	1987–1994	Standpunktphase
64.–70.	1994–2001	Ausstrahlungsphase
71.–77.	2001–2008	Einschränkungsphase
78.–84.	2008–2015	Abschieds-/Neugeburtsphase

Bei den Jahreszahlen habe ich die Übergänge etwas abgerundet, weil ja kaum ein Geburtstag genau am 1. Januar liegt.

Doch was sagen jetzt die Phasen aus?

Wir können ablesen, in welcher Phase sich etwa ein saturnisches Erlebnis abgespielt hat, wie dieses seelisch verarbeitet wurde und den betreffenden Menschen prägte. Wir schauen, in welchem Haus Saturn steht. Finden wir ihn im zehnten Haus, so wissen wir, daß in der dritten Phase, der Lernphase, eine schwere Lebensprüfung stattfand.

Wie wurde diese Erfahrung nun verarbeitet? Steht der Jupiter im entsprechenden dritten Haus, dürfte es sogar der Prägung in Richtung persönlicher Entfaltung gedient haben.

Hiermit könnten wir ein ganzes Leben ziemlich genau nachvollziehen. Uns interessieren aber nur die medizinischen Aspekte. Wir nehmen also in erster Linie die Planeten, die auch Substanzpunktanzeiger beziehungsweise Indikator für Krankheiten sind, zu Hilfe. Dazu zwei Beispiele:

Merkur – hier im Steinbock – war Krankheitsanzeiger. Mit

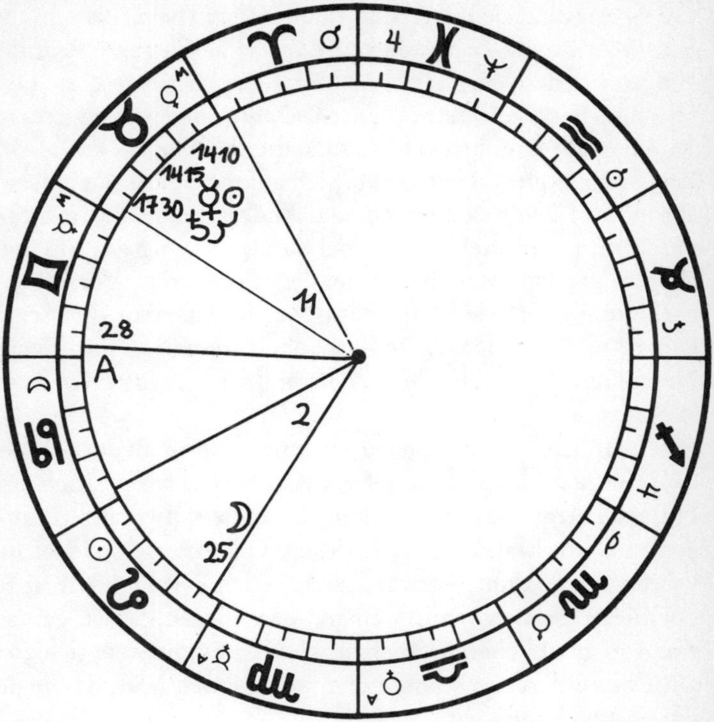

Abbildung 13

der Sonne unterwirft er sich dem Saturn (beide laufen auf Saturn zu). In der Schulzeit war diese Frau schweren Prüfungen von den strengen Eltern und Lehrern ausgesetzt. Der schon als Kind geäußerte Wunsch, Opernsängerin zu werden, wurde bald erstickt (»Du hast keine Stimme, kein Talent, keine Zähigkeit«). Dies wirkte sich auf das Selbstbewußtsein (Mond in Löwe) verheerend aus. Andererseits war ihr Stolz der Faktor, der die Leiden überwand. Sie ging zur Bühne, aber in entscheidenden Momenten (Premieren, Vorsingen) versagte immer wieder ihre Stimme. Erst fanden die Ärzte keinen ersichtlichen Grund, schoben dies auf eine innere Nervosität. Aber Ursache war wohl die tiefe Angst vor dem Versagen.

Schließlich bekam die Sängerin einen Tumor an der Schilddrüse. Alle dachten, daß die Karriere beendet wäre. Doch mit Hilfe der Ärzte bestand die Sängerin diese schweren Prüfungen. Sie überwand ihre Krankheit vollständig, so daß sie weitersingen konnte – zwar keine großen Partien mehr, aber doch im Opernchor mit kleinen Soloeinlagen. Selten gab es einen so glücklichen Menschen. Heute kümmert sie sich zusätzlich um Krebserkrankte und macht ihnen Mut, da für sie Krebs eine Krankheit der Seele ist.

Ein anderer Fall:

Im dritten Siebener-Abschnitt (14. bis 21. Lebensjahr) verzichtete ein junger Mann darauf – und gegen den Wunsch seiner Eltern –, die höhere Schule weiterzubesuchen. Seine Krankheitsanzeiger waren Mond und Saturn. Der Substanzpunkt lag bei 23° 30′ Krebs.

Der junge Mann vertraute seinen handwerklichen Fähigkeiten, so erledigte er im Haus seiner Eltern alle Heimarbeiten. Er galt in seiner Umgebung auch als Computerspezialist. Solange er die ihn langweilende Schule besuchte, war alles gut gegangen, nun aber, da er jobben mußte, ging alles daneben.

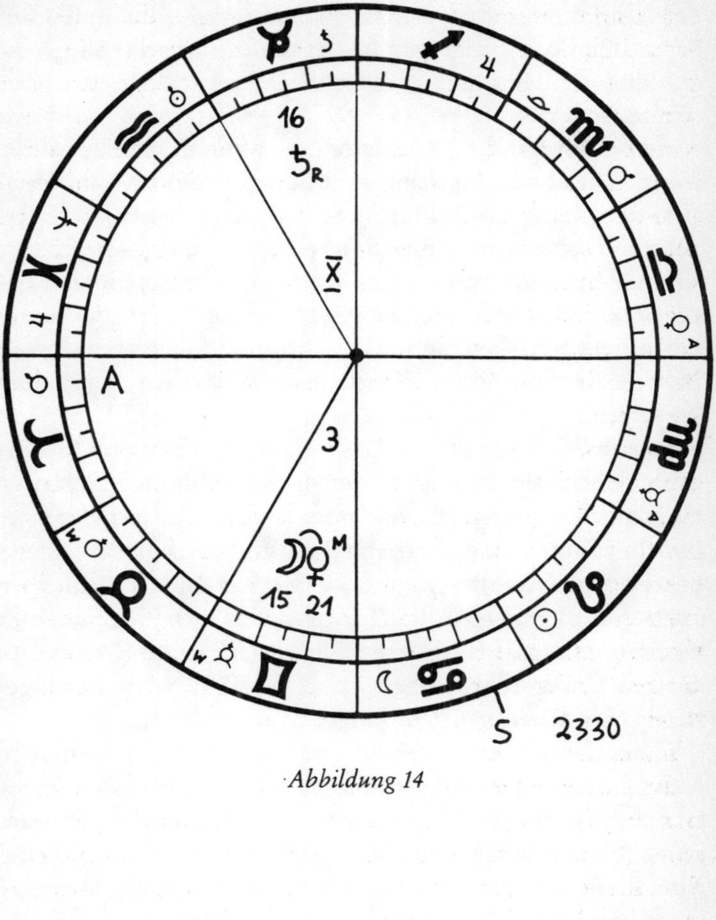

Abbildung 14

Sein Entfaltungsdrang war steten Prüfungen (Saturn rückläufig in Steinbock) ausgesetzt. Als er schließlich reumütig in die Schule (und damit in sein Elternhaus) zurückkehren wollte, war es zu spät.

Er bekam ständig »weiche Knie«, wenn er sich bewähren sollte. Dies hatte für seine Emotionen (Venus/Mond-Konjunktion) verheerende Folgen. Sein jugendlicher Charme verschwand, er wurde immer bitterer. Sehr früh bekam er eine Gürtelrose und wurde ständig von Rückenschmerzen geplagt, so daß er sich kaum bewegen konnte. Er ging wie unter einer schweren Last und zog sich in die innere Einsamkeit zurück. Er sprach mit niemandem mehr über das, was in ihm vorging.

Schließlich kam er auf Umwegen zur Caritas, um dort Hilfe zu erbitten. Er fing an, freiwillig, nur für die Mahlzeiten als Entgelt, mitzuarbeiten. Ganz langsam (Saturn) kam er wieder auf die Beine. Er trieb Sport, zog sich eine Meniskusentzündung (Knie) zu, mußte operiert werden und behielt ein fast steifes Bein. Der Alltag (drittes Haus) war eingeschränkt worden. Und das bedeutete vielleicht sogar die Rettung. In Gesprächen wurde offengelegt, daß er nun seine innere Ungeduld (Mond/Venus in Zwillinge) überwinden müsse.

Da er kaum noch laufen konnte, war die Zeit gekommen, sich eine Arbeit zu suchen, die im Sitzen zu leisten war. Er fing wieder an, sich für Computer zu interessieren und bekam einen Job in einem kleinen Fachgeschäft, wo er Computer auf ihre Funktionstüchtigkeit prüfte. Das fiel einem Vertreter einer bekannten Computerfirma auf, die den Mann abwarb. Heute leitet er – ein langsamer Aufstieg – die technische Abteilung dieser Firma, ohne Abitur und Studium, und er fühlt sich obenauf und für seine Verhältnisse sehr gesund. Der Astrologie will er in Dankbarkeit verbunden bleiben.

Aus diesen Beispielen wird klargeworden sein, daß die Analyse ein vielschichtiger Vorgang ist. Hier bedarf es Zeit, Einfühlung und guter psychologischer wie astrologischer Kenntnisse. Eine Konzentration auf die Krankheitsanzeiger sei daher auf jeden Fall empfohlen.

Doch die Krankheitsanzeiger könnten auch für Naturheilärzte wichtig sein, bei der Wahl homöopathischer Mittel oder wenn sie mit den Dr. Schüßler-Salzen arbeiten. Vitamine und Mineralien sind bekanntlich bestimmten Planetenprinzipien zuzuordnen. Hier wäre, je nach Auffassung, das Ähnliche oder das Gegensätzliche zu wählen.

Astromedizin und Homöopathie

Astromedizin und Homöopathie haben ihre Wurzeln im antiken Griechenland. HIPPOKRATES (460 bis 377 vor Christus) schrieb bereits: »Durch Gleichartiges wird Krankheit hervorgerufen, und durch die Anwendung von Gleichem wird sie geheilt.«

Die Homöopathen sagen heute: »Similia similibus curantur«, das heißt *Ähnliches wird durch Ähnliches geheilt.*

Der Begründer der Homöopathie in Deutschland war der Arzt Dr. SAMUEL HAHNEMANN. Er veröffentlichte diese Regel in seinem *Organon der rationellen Heilkunde*, kurz *Organon* genannt.

Das Horoskop zeigt das Bild eines Arztes, der zum Rebellen wurde: Sieben Planeten unter dem Horizont, dabei die Sonne an der Spitze des kreativen, fünften Hauses. Die nahe Verbindung von Mond und Merkur gibt seelische Handlungskraft, und diese drei Planeten stehen im kämpferischen Zeichen Widder.

Pluto nahe am Aszendent zeigt den Durchsetzungsdrang, der aus der Tiefe kommt; Saturn im zweiten Haus die unerbitterliche Selbstprüfung; Mars und Venus in Konjunktion, dazu auch Uranus im Zeichen Fische und im Alltagshaus künden von dem Glauben an das Neue. Aber hoch oben steht

Jupiter, der das realistische, vernünftige Streben (Jungfrau) anzeigt. Der Berufungspunkt (MC) steht dagegen in der Waage und im elften Haus, damit die soziale Einstellung gut anzeigend. Neptun schließlich im achten Haus läßt darauf schließen, daß dieser Mann viel um die Versuchungen der Menschen (und sicher auch seiner Person) wußte.

Mond/Merkur im vierten Haus betonen das Zurückgreifen auf alte Erfahrungen. So war für ihn der Satz des PARACELSUS THEOPHRASTUS BOMBASTUS VON HOHENHEIM (1493 bis 1541) wichtig: *»Es ist die Dosis, die aus einem Ding ein Gift macht.«* Hahnemann verdünnte seine Arzneizubereitungen, aber er dynamisierte sie auch gleichzeitig. Er berief sich auch auf den berühmten Arzt GALEN (129 bis 199), der formuliert hatte: *»Die Natur ist der beste Arzt, denn sie heilt drei Viertel aller Krankheiten!«*

Bei der Übersetzung medizinischer Schriften stieß Hahnemann durch den Bericht eines britischen Pharmakologen auf die Chinarinde als Anregung für den Magen. Hahnemann, damit nicht einverstanden, nahm eine kleine Dosis ein und erlebte die Symptome, die der Malaria (Wechselfieber) sehr ähnlich waren. Als Hahnemann den Versuch beendete, war er wieder gesund. Er hatte entdeckt, daß Wirkstoffe aus dem Naturreich beim Menschen ganz bestimmte Krankheitssymptome hervorrufen, was man auch als »künstliche Krankheit« bezeichnen könnte.

Nun kam der Genieblitz: Uranus! Hahnemann entdeckte, daß zur Heilung einer Krankheit derjenige Naturstoff anzuwenden ist, der beim gesunden Menschen kurzzeitig ähnliche Symptome zu erzeugen vermochte wie die Krankheit selbst.

Das erwähnte Verdünnen geschah durch Weingeist oder Milchzucker, die Potenzierung oder Dynamisation durch Schütteln oder Verreiben. Die Verdünnungen von D1 bis D30 werden Tiefpotenzen, die darüber hinausgehenden Verdün-

Name: ♂ Dr. Hahnemann	ASTRODIENST ZÜRICH
geboren am: Do. 10.4.1755 Uhrzeit: 0:10	Postfach, CH-8033 Zürich
in: Meissen, D GMT/ UT: 23:16:08	Typ: 2.ME Nr: 12709.47-1 Dat: 9.7.90
L: 13e28' B: 51n10' Sternzt: 13:21:24	Methode: MERTZ / AEQUAL

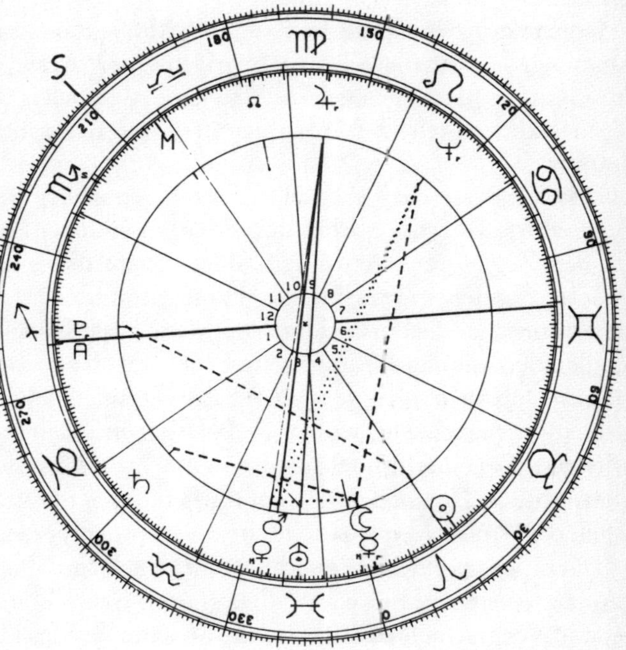

☉ Sonne	♈	19°44'36"	
☽ Mond	♈	1°33'23"	
☿ Merkur	♈	1°20'29"	r
♀ Venus	♓	3°56'34"	
♂ Mars	♓	6°27'19"	
♃ Jupiter	♍	9°39'38"	r
♄ Saturn	♉	28°14'58"	
⛢ Uranus	♓	13°23'49"	
♆ Neptun	♌	5°57' 3"	r
♇ Pluto	♐	16° 6'49"	r
☊ Mondknoten	♍	28°21'35"	r

AC: ♐ 19°23' 2"	2:	3:
MC: ♎ 22° 1' 0"	11:	12:

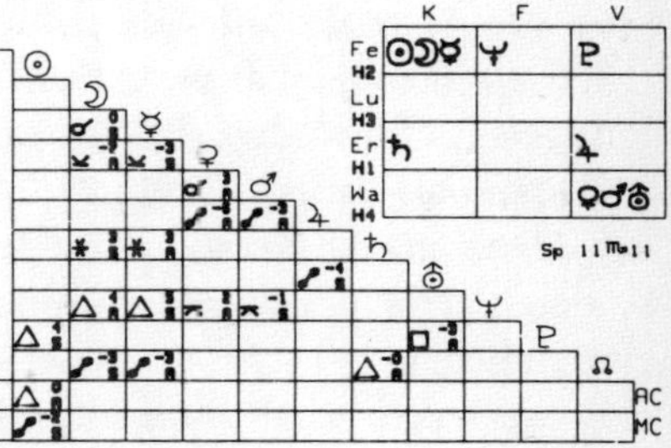

Abbildung 15: Horoskop Dr. Samuel Hahnemann

nungen Hochpotenzen genannt. Es werden auch Centesimalpotenzen zubereitet und gar 50 000 Potenzen (mit den römischen Zahlen LM gekennzeichnet), die Hahnemann als vollkommene Heilmittel bezeichnete.

Hahnemann berief sich mit seinem Ähnlichkeitsprinzip immer wieder auf die Kunst der griechischen Ärzte, aber HIPPOKRATES hatte auch gelehrt, daß Gegensätzliches durch Gegensätzliches geheilt werden kann (»Contraria contrariis curantur«).

Beide Leitsätze, daß Ähnliches durch Ähnliches geheilt werde, sowie Gegensätzliches durch Gegensätzliches, öffnet nun den Zugang zur Astrologie, denn genau diese beiden Ansichten finden wir auch in der Himmelskunde vertreten. Ein saturnisches Geburtsbild zwingt dazu, das Saturnische anzunehmen oder auch saturnische Erfahrungen zu machen. Aber es kann auch nötig sein, dem Saturnischen das Jupiterhafte entgegenzusetzen, wobei die Polarität heilen würde.

Beispiel: Bei einer Bindehautentzündung – so lesen wir im *Handbuch der Homöopathie* – kann sowohl *Belladonna*, ein Mittel, das wir der Venus zuschreiben, verordnet werden, als auch *Apis*, welches dem Mars untersteht. Auch sind mehrere Mittel für eine Krankheit anwendbar, je nach Grundkonstitution und Vorgeschichte des Patienten. So kann uns das Horoskop die Auswahl unter diesen Mitteln erleichtern.

Es ist nur scheinbar verwirrend, wenn wir in der Literatur Hinweise dafür finden, daß *Sulfur* (Schwefel) einmal als Jupiter-, dann als Saturnmittel gilt. Aber auch dies ist verständlich, denn in der Konjunktion Jupiter/Saturn wirken beide Planeten gemeinsam, in der Opposition jedoch zunächst gegensätzlich.

Dieser Sachverhalt muß nun individuell auf die Patienten übertragen werden. Es gibt saturnische und jupiterhafte Patienten, aber keiner ist rein saturnisch, keiner rein jupiterhaft. Es gibt keine rein saturnischen, keine rein jupiterhaften Mittel, sondern immer nur Arzneien, wo das eine Prinzip über die anderen herausragt, meist sind es sogar zwei Planeten, die sich als führend herausschälen.

Merken wir uns: Alle Planetenprinzipien sind in jedem Menschen, in jedem Lebewesen, jeder Pflanze, jeder Arznei zu finden, aber ein oder zwei dieser zehn Prinzipien dominieren.

Dieses Wissen können die Homöopathen von den Astrologen übernehmen, die Astrologen können den Gebrauch der homöopathischen Dosis lernen, um sie bei ihren Ratschläge zu berücksichtigen. Die klassische Homöopathie versucht mit einem einzigen Mittel auszukommen, was nicht gelingt – nicht gelingen kann, wie auch der Astrologe sich nie auf die Betrachtung eines einzelnen Planeten oder rechnerischen Punktes (etwa Aszendent) beschränkt.

Für jeden Patienten benötigt der Homöopath wie der Astrologe eine individuelle Therapie. Dieses Wort leitet sich von *therapeia* ab, was soviel wie Dienst, Wartung, Pflege, ärztliche Kur bedeutet.

Jede Krankheit äußert sich bei jedem Patienten anders, sie ist ein Naturereignis, wie es exakt so zuvor noch nie vorhanden war. Dieser homöopathischen Erkenntnis kann der Astrologe nur zustimmen. Deswegen beginnt der Astrologe bei jeder Deutung mit der Grundanalyse, während der Homöopath immer mit einer Fallaufnahme (der Ordnung der Symptome) beginnen muß, wozu er in der Regel ein Repertorium benutzt. Er geht davon aus, daß wenn auch nur ein einziges Organ im Körper erkrankt ist, der Mensch immer als Einheit davon betroffen ist. Dies gilt auch für den Astrologen!

Astrologen wie Homöopathen berufen sich auf Paracelsus, der gelehrt hatte: »Bring die gleiche Anatomie der Kräuter und die gleiche Anatomie einer Krankheit in eine Reihe. Diese Gleichartigkeit verleiht Kenntnis von dem Weg, auf dem die Heilung kommt.« Diese Aussage können wir um die Forderung nach Einbeziehung der »gleichen Anatomie der symbolischen Planeten« ergänzen.

So sollte der Heiler auch etwas von der Astrologie verstehen, in dieser Disziplin wurden nämlich seit jeher alle Lebewesen den Planeten zugeordnet. Etwa der Käfer dem Mond, der Baumstamm mit seinen Wurzeln dem Saturn, die Biene dem Mars, das Gold der Sonne, die Agave dem Jupiter etc.

Der Homöopath muß einen Patienten, der ihn konsultiert, kennenlernen, er muß ihn auch durchschauen. Hier mag der kundige Astrologe im Vorteil sein; er weiß, daß der Aszendent das Rollenspiel bestimmt, damit das Auftreten, wenn dieses auch täuschen kann. Aber Sonne und Mond zeigen schließlich den bewußten wie den unbewußten Kern eines Menschen an.

Die Astrologen wissen, daß ein Löwe-Aszendent für die Außenwelt den Krebskern völlig zurückdrängen kann, daß ein Jungfrau-Aszendent den sich hingebenden Fischekern komplett verdeckt. Manche Menschen identifizieren sich mit ihrem Auftreten derart, daß sie es schon für ihren Kern halten. Ein Aszendent, der im Zeichen Fische liegt, wirkt oft verführerisch, schlangenhaft, weich. Hier dürfte das so gerne verschriebene homöopathische Mittel *Lachesis* überhaupt nicht passend sein. Natürlich findet der gute Homöopath das richtige Mittel, aber wieviel Zeit und Mühe muß er darauf verwenden. Mit einem Geburtsbild geht es leichter und schneller.

Auch das auf die Gesundheit bezogene Häusersystem kann gute Unterstützung bieten, weil hier die Verhaltensweisen zu den jeweiligen Interessenbereichen recht genau zu analysieren sind. Wer als Astrologe nun andererseits die Arzneibilder zur homöopathischen *Materia Medica*, den Materialien der Medizin, studiert, ist wiederum erstaunt, wie gut hier Typenbeschreibungen gelungen sind.

Die Homöopathen haben schon vor zweihundert Jahren, also mit der Neugeburt der Homöopathie, die Untrennbarkeit von Körper und Geist betont und somit die Menschen in ihrer Gesamtheit gesehen. Nun ist heute das äußere Auftreten so dominierend geworden, daß sich die Kluft zwischen Schein und Sein, zwischen Kern und Auftreten, immer mehr vertieft. Es ist deshalb oft schwer, eine Brücke über diese Kluft zu schlagen, die den Heiler wie den Patienten zu tragen vermag.

Die Auswahl ist für die Homöopathen schwer, denn weit über tausend Arzneien werden allein von der Deutschen Homöopathischen Union hergestellt, und es werden immer mehr. So könnte – das wäre zumindest vorstellbar – eine astrologische Zuordnung auch hier Hilfe leisten, besonders wenn die Krankheitsanzeiger, aber auch Sonnen- und Mondstand berücksichtigt werden.

Die Ausgangsstoffe für die Arzneien sind Pflanzen, Tiere sowie tierische Produkte und auch Mineralien im weitesten Sinne. Zunächst werden Urtinkturen beziehungsweise Urstoffe hergestellt, die dann – wie erwähnt – verdünnt werden. Die Dilutionen, die flüssigen Zubereitungen, und die Triturationen, die pulverförmigen, gehen dann in verschiedenen Formen an die Verbraucher. Daneben gibt es auch Ampullen für Injektionen.

So ist es nicht ganz einfach, die führenden Planetenprinzipien herauszufinden, wobei uns übrigens die deutschen Namen mehr Hinweise geben als die botanischen Bezeichnungen. Die Bezeichnungen stellen nur Anregungen dar; nach ihnen allein ist keine Zuordnung möglich. Die Zuordnung erscheint bei manchen Ausgangsstoffen leicht.

So bei *Aurum* (Gold), das wir der Sonne zuteilen können, *Lycopodium* (Bärlappsporen) dem Mond (vielleicht auch dem Neptun, meist sind es ja zwei Prinzipien, die führen). *Aconitum* (Sturmhut) gehört sicher zum Mars, während *Belladonna* (Tollkirsche) von der aktiven Venus als Morgenstern geführt wird und *Arnica* (Bergwohlverleih) eher von der Venus als Abendstern. *Mercurius solubilis* (Quecksilberchlorid) können wir als überwiegend merkurisch bezeichnen, die Brechnuß (*Nux vomica*) als saturnisch. *Selenium* (Selen) dagegen schreiben wir dem Uranus zu. *Causticum* (Ätzkalk) dürfte neptunischen Einschlag haben, während *Glonoium* (Nitroglyzerin) mit dem plutonischen Prinzip verwandt sein dürfte.

Eine Anregung für die Kombination: Die Sonne steht als Krankheitsanzeiger im Abschnitt Krebs und im Skorpionsektor. Hier kann bei Verhaltensstörungen im sexuellen Bereich möglicherweise *Cantharis* gute Hilfe leisten. Es verwirrt der deutsche Name *Spanische Fliege*, denn die Arznei wird von einem russischen Käfer gewonnen. Der Käfer untersteht dem Mond (Krebsabschnitt), wobei jedoch die deutsche Bezeichnung auf Skorpionisches hindeutet, gerade da Wirkungen auf den Geschlechtsbereich zu erwarten wären.

Jeder Astrologe wie Homöopath muß seine Kombinationsgabe schulen, um für seinen Patienten das individuelle Mittel zu finden. Es kommt die Schwierigkeit hinzu, daß in der homöopathischen Literatur manche Beschreibungen sehr unterschiedlich ausfallen. Die Erfahrung zeigt, daß jeder Homöopath einen Lehrer hat, dem er sich hauptsächlich zuwendet. Hier gibt es also, wie in allen Disziplinen (auch in der Astrologie), viele Schulen, viele Richtungen, wogegen nichts einzuwenden ist. Ich möchte einige Anregungen geben, wobei ich zunächst auf den alten Zuordnungen aufbaue, aber auch neuere Erkenntnisse einbringe, denn selbstverständlich können sich in die alten Zuordnungen auch Irrtümer eingeschlichen haben. Meine Auswahl enthält sowohl sehr gebräuchliche als auch seltener angewandte Arzneien.

Planetenprinzipien in homöopathischen Arzneien

Aconitum (Eisen- oder Sturmhut)	Mars – Saturn
Aesculus hippocastanum (Roßkastanie)	Uranus – Mars
Agaricus (Fliegenpilz)	Mars – Pluto
Alumina (Tonerde)	Saturn – Mond
Apis mellifica (Honigbiene)	Mars (mit etwas Venus)
Arnica (Bergwohlverleih)	Venus als Abendstern – Saturn
Arsenicum album (weißes Arsen)	Mars – Uranus
Aurum (Gold)	Sonne
Belladonna (Tollkirsche)	Venus als Morgenstern – Mars
Berberis vulgaris (Sauerdorn)	Saturn – Venus
Cactus grandiflorus (Königin der Nacht)	Venus – Mond
Cantharis (Spanische Fliege)	Mond – Pluto
Carduus marianus (Mariendistel)	Jupiter – Mars – Venus
Chamomilla (Feldkamille)	Venus (etwas) – Merkur
China (Chinarinde)	Mars – Uranus – Merkur
Cimicifuga (Frauenwurz)	Venus – Neptun – Saturn
Coffea (Kaffee)	Mars – Jupiter
Conium (Schierling)	Mond – Saturn
Cuprum (Kupfer)	Venus – Jupiter
Euphrasia (Augentrost)	Sonne – Venus
Gelsemium (Wilder Jasmin)	Neptun – Mars
Ignatia (Ignatiusbohne)	Mond – Venus

Iris versicolor (Schwertlilie)	Venus – Jupiter
Lachesis (Gift der Buschmeisterschlange)	Neptun – Mars
Lilium tigrinum (Tigerlilie)	Sonne – Mars – Venus
Lycopodium (Bärlappsporen)	Mond – Neptun
Magnesium phosphoricum (Magnesiumphosphat)	Jupiter – Pluto
Mercurius solubilis (Hahnemannsches Quecksilber)	Merkur
Mezereum (Seidelbast)	Merkur – Mars
Millefolium (Schafgarbe)	Jupiter – Saturn
Moschus	Pluto – Neptun
Nux moschata (Muskatnuß)	Saturn – Venus
Nux vomica (Indische Brechnuß)	Saturn – Mond
Opium, homöopathisches (Mohnsaft)	Neptun – Uranus
Phosphorus (Gelber Phosphor)	Saturn – Sonne
Plantago major (Wegerich)	Merkur – Neptun
Platinum metallicum (Platin)	Sonne – Jupiter
Plumbum (Blei)	Saturn
Pulsatilla nigricans (Kuhschelle)	Mond – Neptun (Venus)
Secale cornutum (Mutterkorn)	Pluto – Saturn
Sepia (Inhalt des Tintenfischbeutels)	Neptun – Mars
Stannum metallicum (Zinn)	Jupiter – (etwas) Neptun
Staphysagria (Stephanskörner)	Pluto – Merkur
Sulfur (Schwefelblüte)	Saturn – Merkur – Sonne
Symphytum (Beinwell)	Uranus – Saturn
Tabacum (Tabakkraut)	Mars – Neptun
Tarantula (Wolfsspinne)	Pluto – Uranus
Tartarus stibiatus oder *Tartarus emeticus* (Brechweinstein)	Saturn – Merkur

Terebinthina (Terpentinöl)	Saturn – Venus
Thea (Tee)	Uranus – Saturn
Thuja (Lebensbaum)	Mond – Uranus – Neptun
Uranium nitricum (Salpetersaures Uran)	Uranus – Jupiter
Veratrum album (Weiße Nieswurz, Weißer Germer)	Saturn – Mond
Verbascum (Wollblume, Königskerze)	Sonne – Merkur – Saturn
Vipera berus (Kreuzotter)	Neptun – Jupiter – Pluto
Viscum album (Mistel)	Jupiter – Mars – Merkur
Zincum metallicum (Zink)	Saturn – Neptun

Dies ist nur eine kleine Auswahl zur Anregung. Manche mögen andere Zuordnungen für richtig halten, das ist durchaus möglich und ist in der Vielfalt dieser Arzneien begründet. Die Praxis hat ergeben, daß die Auswahl mit den Krankheitsanzeigern des Horoskops hilfreich sein kann.

Die Biochemie nach Dr. Schüssler in astromedizinischer Sicht

Mit homöopathischen Dosen arbeitete auch der Arzt Dr. Wilhelm Heinrich Schüssler (1821–1898), ursprünglich ein Verehrer der Lehren von Samuel Hahnemann. Die Biochemie und genauer die homöopathischen Gewebesalze, auch Mineral-, Lebens- oder Zellsalze genannt, gelten heute noch als Volksheilmittel. Moderne Homöopathen lehnen allerdings die biochemische Heilmethode weitgehend ab, da diese – bis auf die Dosierung – nichts mit der Homöopathie zu tun habe.

Immerhin kam Dr. Schüßler von der Homöopathie. Er sprach sich jedoch gegen Arzneimittelprüfungen an gesunden Menschen aus. Damit löste er sich von Hahnemann, der ja nicht nur mit der Chinarinde Versuche an sich und anderen unternahm.

Die Behandlung nach der biochemischen Heilmethode wird heute meist eine verkürzte Therapie genannt. Der Grund liegt darin, daß Schüßler ein Heilsystem geschaffen hatte, das mit einer begrenzten Auswahl von Mitteln auskommt. Dr. Schüßler stammte aus sehr einfachen Kreisen und kam spät zur Medizin, weil das Geld für ein Studium nicht vorhanden war. Er konnte zunächst nicht einmal das Gymnasium besuchen. So arbeitete Schüßler als homöopathischer Laienbehandler. Die Unterstützung durch seinen Bruder ermöglichte es ihm, in Paris, Prag, Gießen und Berlin zu studieren, nachdem er sein Abitur in Oldenburg nachträglich absolviert hatte. Mit 36 Jahren legte er 1857 sein Staatsexamen ab. Seine Vorbilder waren neben Hahnemann Virchow und Moleschott.

Rudolf Virchow, der Begründer der modernen Zellularpathologie, hatte gesagt: »Die Krankheit ist gleich der Krankheit der Zelle.« Der Physiologe JACOB MOLESCHOTT ergänzte: »Die Krankheit der Zelle entsteht durch den Verlust an anorganischen Salzen.« Und er führte dies weiter aus: »Gesund bleiben kann der Mensch nur, wenn er die nötigen Mineralstoffe in der erforderlichen Menge und im richtigen Verhältnis besitzt.«

Dr. Schüßler bezog außerdem die von der Natur gegebenen Mittel wie Wasser, Luft, Heilkräuter, Mineralquellen, Sonne, Bewegung, Massage und auch Handauflegen mit ein. Früher waren das ja die einzigen Mittel, die einem Heiler zur Verfügung standen. Es wurde schon erwähnt, daß Dr. Schüßler die Selbstversuche an gesunden Menschen ablehnte. Er war – vereinfacht ausgedrückt – der Meinung, daß ein kranker Körper anders reagiert als ein gesunder. Von der Homöopathie wandte er sich ab, empfahl aber weiter die homöopathischen Dosen. Er bevorzugte die Verdünnung D 6, was einer Verdünnung von eins zu einer Million entspricht. Das löste die schärfsten Angriffe aus, weil eine Arznei auf D 6 verdünnt praktisch keine Mineralsubstanz mehr enthält. Dr. Schüßler bestritt dies nicht, meinte aber im Zusammenhang mit einem Kalkmangel beispielsweise: »Die unwägbar kleinen Gaben entsprechen in ihrer Menge zwar nicht dem fehlenden Quantum, aber sie regen den Organismus zu einer natürlichen Tätigkeit an, aus den kalkhaltigen Nahrungsmitteln den Kalk zu entnehmen, dessen er bedarf.« Die kleine Dosis wirkt wie ein Katalysator – ohne ihn geht nichts, mit ihm geht alles.

Hier ist wieder die Brücke zur Astrologie sichtbar. Diese meint im esoterischen Sinne: Wenn jemandem klarwird, daß er beispielsweise auch die saturnischen Kräfte in sein Leben aktiv einbauen muß, dann wird er – ohne daß er nun alles saturnisch handhabt – leichter seine Mitte finden.

Die kleinen Mengen der *Schüßler-Salze* (so werden sie im Volksmund genannt) lösen im Körper einen Heilreiz aus, und die Potenzierung bewirkt, daß die biochemischen Mineralsalze in einen Zustand gebracht werden, durch den das Salz neben seiner chemischen auch eine biologische Wirkung entfaltet.

Hinter diesen Erkenntnissen stand eine jahrelange Erfahrung, und Dr. Schüßler lernte immer hinzu. Zwölf Salze sollten es sein, auf die es ankommt. Dr. Schüßler verwarf dann später das zwölfte Salz, das jedoch heute – besonders in England – wieder gebraucht wird. Er lehnte das zwölfte Salz, das *Calcium sulfuricum* (Schwefelsaurer Kalk) ab, weil es nicht in die konstante Zusammensetzung des Blutes übergeht. Am Ende seines praxisorientierten Lebens kam Dr. Schüßler zu der Ansicht: »Die (elf) biochemischen Mittel genügen, nach richtiger Art angewendet, zur Heilung aller durch innerliche Mittel heilbaren Krankheiten.«

Sicher wird diesen Satz heute kein Mediziner vorbehaltlos unterschreiben, aber das verlangt auch niemand. Wichtig ist festzuhalten, daß die Salze ihren Wert besitzen und daß die Naturheilkundler kaum auf diese Arzneien verzichten können.

Bemerkenswert ist weiterhin – es geht wieder um die so umstrittene Verdünnung –, daß wir in den Heilquellen kaum höhere Gehalte an Substanzen finden. Die Heilwirkungen dieser Wasser sind jedoch seit Jahrtausenden bekannt, und die Salze, die Dr. Schüßler empfahl, kommen in vielen Heilquellen vor. Auch bei Heiltees entspricht die Verdünnung dem Verhältnis D 5 oder D 6.

So erstaunt es auch nicht, daß diese Salze als direkt aus einer Quelle gewonnene Bio-Pastillen im Handel sind.

Das Mittel *Kaliumphosphor* findet sich etwa in der Carlsquelle zu Bad Hermannsborn. Natrium und Phosphoricum-Ionen finden sich besonders im Quellsalz, das aus den Mergentheimer Heilquellen gewonnen wird. Alle elf Salze können auch, aus Quellsalzen zu Pastillen verarbeitet, den Patienten verschrieben werden. Hier schließt sich der Kreis, denn Dr. Schüßler kam durch das Studium der Bäderlehre (Balneologie) zur Begründung seines biochemischen Heilsystems.

Zwölf Salze ließen sich sehr vordergründig mit den zwölf Abschnitten des Tierkreises in Zusammenhang bringen. Und es gibt Autoren, die auch die zwölf Salze je einem Abschnitt zuteilen. Aber die Abschnitte stellen keine Kräfte dar, sondern nur Kleider oder Färbungen. Färbungen bewirken nichts außer dem *Wie*. So müssen die zwölf Salze den zehn Planeten zugeordnet werden. Dabei stellt sich heraus, daß die zwölf Planeten nie ein Salz allein repräsentieren, daß aber immer eine planetarische Kraft bei einem Salz dominiert.

Wie wir in der Astrologie Kräfte (Planeten) kennen, die zwar insgesamt eine Einheit bilden, aber doch einzeln in gewissem Gegensatz zueinander stehen, so finden wir dies auch bei den zwölf Salzen. Der Widerstreit ist augenscheinlich.

So besteht ein Widerstreit zwischen Kalium und Natrium auf der einen und Kalzium auf der anderen Seite. Alle drei (wie alle zwölf) sind notwendig, aber im einzelnen würden sie sich in der Wirkung hemmen.

Denken wir nur an das vorwärtsdrängende Prinzip des Mars und das beharrende Prinzip des Saturn. Saturn bremst den Mars, Mars möchte dagegen den Saturn zur Seite drängen. Für den Menschen sind beide Kräfte lebenswichtig, das Vorwärtsdrängende wie das Beharrende. Stoßen aber beide zur Unzeit aufeinander, können seelische wie körperliche

Schäden auftreten. Es muß zur richtigen Zeit vorwärtsgestürmt und zur richtigen Zeit gebremst werden.

Bei den Salzen verhält es sich genauso. Mal benötigt der Körper das eine Salz vordringlich, mal das andere. Daher sind diese Arzneimittel einzeln in gewissen Abständen einzunehmen (zur Vorbeugung erweist sich der tägliche Wechsel als recht vorteilhaft, ansonsten muß der Heilkundige gefragt werden).

Bei der Behandlung sollte nun der Heilkundige zur genaueren Diagnose das Horoskop und vor allem die Krankheitsanzeiger kennen. Diese Planeten weisen dann – obwohl alle zehn gebraucht werden – auf die besonders geeigneten der zwölf Salze nach Dr. Schüßler hin. Zitieren wir gerade in diesem Zusammenhang noch einmal den großen PARACELSUS, der uns auch für den Gebrauch dieser Stoffe den geeigneten Schlüssel in die Hand gibt. Er meinte unter anderem, daß jedes Metall, jede Pflanze – wir können ergänzen –, jedes Mineral bestimmte Eigenschaften besitzt, die bestimmten Gestirneinflüssen entsprechen: »Sobald wir die Sterneinflüsse kennen, den Zusammenschein der Planeten und die Kräfte der Kräuter, so werden wir die Heilmittel wissen, die wir anwenden müssen, um solche Einflüsse *anzuziehen*, welche auf die Kranken günstig wirken.«

Der Astrologe RAPHAEL war in diesem Zusammenhang der Meinung: »Unter den Pflanzen unseres Klimas findet man für jedes Übel anwendbare Heilkräuter, und wenn man sie in Übereinstimmung mit astrologischen Grundsätzen verwendet, so sind sie bei jeder Krankheit und jedem Gebrechen von unbeschränktem Nutzen.«

Schauen wir uns unter dem Eindruck dieser zwei Zitate die biochemischen Salze nach Dr. Schüßler an, dann entdecken wir erstaunliche Zusammenhänge mit der Astrologie. Dr. Schüßler numerierte seine Salze nach dem Alphabet. Das (später von ihm abgelehnte) zwölfte Salz haben die Engländer wieder in das Alphabet eingeordnet – also als Nummer drei –, während das *Calcium sulfuricum* bei uns in Deutschland an den Schluß gesetzt wurde. Dadurch ergeben sich unterschiedliche internationale Numerierungen. Es ist also wichtig, auf die betreffende Bezeichnung zu schauen. Da die meisten biochemischen Schriften in deutscher Sprache die Einordnung als Nummer drei noch nicht vollzogen haben, zählt hier bei uns das *Calcium sulfuricum* auch als Nummer zwölf.

Die zwölf Mineralsalze

1. Calcium fluoratum
2. Calcium phosphoricum
3. Ferrum phosphoricum
4. Kalium chloratum
5. Kalium phosphoricum
6. Kalium sulfuricum
7. Magnesium phosphoricum
8. Natrium muriaticum = Natrium chloratum
9. Natrium phosphoricum
10. Natrium sulfuricum
11. Silicea
12. Calcium sulfuricum

Ich stelle diese Mittel in Stichworten vor, um so zu einer sinnvollen Planetenzuordnung zu kommen. Es soll die Logik der Zuordnung über die Anwendungsmöglichkeiten deutlich werden. Sicher haben viele Heilkundige die richtige Zuordnung schon immer intuitiv erfaßt, ohne etwas von den Planetenzuordnungen oder den Krankheitsanzeigern zu wissen.

1. CALCIUM FLUORATUM

Hierbei handelt es sich um den Flußspat, einen der am häufigsten vorkommenden Mineralstoffe.

Der menschliche Körper benötigt Flußspat für die elastischen Fasern und die Oberhautzellen, für Zähne und Knochen. Das Mineralsalz hilft bei verhärteten Drüsen, Adernverkalkung und Bindegewebsschwäche, bei Spannungsverlusten in den Venen, Empfindlichkeit der Knochenhaut. Gut für die Augen (Altersstar), bei anderen Sehstörungen wie Funkensehen; bei Blasenschwäche, Harndrang.

Astrologisch können wir den Flußspat dem neptunischen Bereich zuordnen; wenn auch andere planetarische Prinzipien hier vertreten sind (vor allem auch Saturn), so überwiegt doch das Prinzip des *Neptun*.

2. CALCIUM PHOSPHORICUM

Kalziumphosphat oder phosphorsaurer Kalk stellt ein biochemisches Aufbaumittel dar: sowohl für Zähne und Knochen als auch als Kräftigungs- und Blutregenerationsmittel. Es hilft gegen Blässe sowie Schwäche der inneren Organe. Dieses Salz fördert die gesunde Aktivität der Zelle und hilft bei schlechter Blutzirkulation. Es gilt auch als Frauenmittel, bei unregelmäßigen Perioden, bei Menstruationsbeschwerden. Fehlt dieses Mittel, kommt es zu Störungen der Erneuerungsvorgänge. Es ist (mit Salz 7. *Magnesium phosphoricum*) ein Mittel für die Rekonvaleszenz.

Astrologisch ragt hier – unter anderen planetarischen Kräften – das Prinzip der *Venus als Morgenstern* heraus.

3. FERRUM PHOSPHORICUM

Das phosphorsaure Eisen gilt als wichtiges Gewebesalz für die Erste Hilfe, es ist das Hauptmittel im ersten Entzündungsstadium. Bei Durchblutungsstörungen wichtig oder auch bei Magensäuremangel sowie bei Blutarmut und bei Störungen der weiblichen Keimdrüsen. Außerdem handelt es sich um ein Mittel gegen Fieber und dient zur Stärkung der Muskeln. Es ist hilfreich bei Durchfällen, Mangel an Eisen oder Stuhlträgheit. Es soll gute Hilfe bei Herzmuskelschwäche leisten. Wenn schnell reagiert werden muß, ist dieses Arzneimittel angebracht, das aber auch als Anregungsmittel gute Dienste leistet.

Planetarisch ragt hier – unter allen anderen Prinzipien – das marsische Prinzip klar hervor. Wichtig folglich, wenn *Mars* Krankheitsanzeiger ist.

4. KALIUM CHLORATUM

Das Kaliumchlorid ist das Hauptmittel für die zweite Entzündungsstufe, auch angebracht bei Drüsenschwellungen. Es hilft ferner bei Atembeschwerden und bei Überempfindlichkeit der Schleimhäute. Schwerhörigkeit könnte gelindert werden sowie eine Katarrhneigung des Darmes. Für Krankheiten wie Scharlach, Ziegenpeter, Keuchhusten, Schwellung der Gelenke ist dieses Arzneimittel sinnvoll. Es regt außerdem den Zellstoffwechsel an.

Astrologisch wurde dieses Mittel einst dem dunklen Mars (im Gegensatz zum hellen Widder-Mars) zugeordnet, heute werden wir hier eher als nahen Verwandten des dunklen Marsbereiches Skorpion den *Pluto* herausragen sehen.

5. KALIUM PHOSPHORICUM

Das Kaliumphosphat gilt als wichtiges Nervenmittel. Diese Substanz findet sich sowohl im Gehirn als auch in den Nerven. Es ist daher gegen Lähmungen angebracht. Auch scheint es hilfreich gegen nervöses Asthma zu sein sowie bei nervösem Hautjucken. Selbst bei Fieber über 39 Grad sollte es eingesetzt werden. Alles nervlich Bedingte (Schlafstörungen,

Übererregbarkeit, Gedächtnisschwäche) sollte zunächst mit diesem Mittel behandelt werden. Kaliumphosphat gilt als Nährsalz bei Neurasthenie, Platzangst und Lähmungsgefühl. Ferner bei nervlich bedingten Schweißausbrüchen.

Aus all dem geht schon recht eindeutig hervor, daß hier der planetarische Bereich des *Merkur als Morgenstern* herausragt, der für die Nerven hauptverantwortlich ist.

6. KALIUM SULFURICUM

Das Kaliumsulfat gilt als Hauptmittel für die dritte Entzündungsstufe, aber vor allem als ein Mittel, das hervorragende Dienste bei der Entgiftung leistet. Es befindet sich zusammen mit Eisen (Mars) in den Oberhautzellen und Muskeln. Ein Mittel, das wichtig für den venösen Blutkreislauf ist. Außerdem ein wesentlicher Sauerstoffüberträger. Heilt die Krankheiten, die im wesentlichen nach innen schlagen. Ganz besonders ist es für die Schönheit der Haut gut. So fördert es die Abschuppung nach Scharlach, Rose oder Masern.

Damit entspricht das Salz vorwiegend dem Bereich der *Venus als Abendstern*, wenn auch andere planetarische Prinzipien mitwirken.

7. MAGNESIUM PHOSPHORICUM

Das Magnesiumphosphat ist das sogenannte Blitzmittel der Biochemie, das Mittel, das eine schnelle Umstellung ermöglicht. Es hilft bei Migräne wie Schluckauf, bei einem Engegefühl in der Herzgegend, bei Krämpfen und Koliken oder versetzten Blähungen, ferner bei plötzlich auftretenden Nervenschmerzen. Dieses Mittel ist als »heiße Sieben« in die Geschichte eingegangen (weil sieben Tabletten, jeweils in heißem Wasser aufgelöst, genommen werden). Es wirkt antiallergisch und hilft oft innerhalb weniger Minuten. Es fördert die selbständige Bewegung der Zellen, entkrampft und entspannt, was sich auch bei einem Harnstau als sehr vorteilhaft erweisen kann.

Das Uranische ist hier also sehr deutlich zu erkennen, womit *Uranus* hier stärker als die anderen Prinzipien sein dürfte.

8. NATRIUM MURIATICUM = NATRIUM CHLORATUM

Kochsalz ist eines der besten Aufbaumittel; auch hilfreich bei Blutarmut und Bleichsucht oder bei Blutverwässerung. Es ist das wichtigste Mittel zur Aufrechterhaltung des Säure-Basen-Gleichgewichtes. Es regelt den Wasserhaushalt und regt die Blutbildung an. Nützlich für Menschen, denen eine salzlose Diät verschrieben wurde. Es regelt die Wasseraufnahme und -abgabe der Zellen und ist angezeigt bei Nierenentzündungen. Es lenkt in homöopathischen Dosen den Flüssigkeitshaushalt des Körpers. Wichtig auch bei kalten Händen und Füßen.

Von den vielen planetarischen Kräften, die hier wirken, ragt die des *Mondes* jedoch deutlich hervor, der auf alle Flüssigkeiten Einfluß hat.

9. NATRIUM PHOSPHORICUM

Das Natriumphosphat neutralisiert die Säuren, ist also geeignet für alle Übersäuerungskrankheiten, stellt damit auch ein Mittel gegen Rheuma und Gicht dar. Es ist wichtig für den Kohlensäureaustausch des Blutes in den Lungen und bei der Lösung der Harnsäure im Blut. Hilfreich auch nach starker Fettnahrung. Menschen, die typisch »sauer« reagieren, benötigen meist dieses Mittel. Es sind die eher saturnischen Charaktere. Auch bei Blasenkatarrh oder Harngries ist diese Arznei gut am Platz. Das phosphorsaure Natrium ist stark in den Gehirn- und Nervenzellen zu finden und gilt als wichtiges

Entsäuerungsmittel der Biochemie, daher auch oft bei Schwäche und Ermüdung angebracht, da diese Beschwerden häufig auf einer übersäuerten Basis beruhen.

Die saturnischen Charaktere wurden schon erwähnt, damit wird deutlich, daß wir hier das *saturnische Prinzip* als vorrangig empfinden.

10. NATRIUM SULFURICUM

Hinter diesem Namen verbirgt sich das Glaubersalz. Glaubersalz fördert den Abbaustoffwechsel und regt die Ausscheidungsvorgänge an, was besonders angezeigt ist bei Störungen des Leber-Galle-Systems. Überflüssiges Wasser wird abgeleitet. Es ist ganz besonders für die Funktion der Leber geeignet. Glaubersalz hilft verschmutzte Flüssigkeiten abzusondern. Es erhöht die Nieren- und Blasentätigkeit und beeinflußt die Tätigkeit des Darmes sowie der Bauchspeicheldrüse. So säubert es den Körper, damit dieser sich wieder gut entfalten kann.

Deutlich, daß *Jupiter* hier mit seinen symbolischen Kräften hervorragt.

11. SILICEA

Die Kieselsäure ist notwendiger Bestandteil sämtlicher Zellen und Gewebe des menschlichen Körpers. Der Mangel an Silicea bewirkt eine Verschlechterung der Körperverfassung. In potenzierter Form regt Silicea die Funktion und das gesunde Wachstum der Zellen an. Die Wirkung ist lang anhaltend und tiefgreifend. Es wirkt auf alle organischen Substanzen. Gerade ältere Menschen benötigen dieses Gewebesalz wie die tägliche Sonne für ein gesundes Herz und ein gutes Gedächtnis. Es ist auch ein Harnsäuremittel und vermag Haut, Haare und Nägel zu regenerieren. Wenn Menschen nicht gesund werden wollen, dann bringt dieses Salz oft große Hilfe.

Wir haben es hier mit einem Mittel zu tun, in dem alle planetarischen Prinzipien wirksam zu werden scheinen, aber die *Sonne* ist doch wirklich führend und kann so allumfassend Beistand leisten.

12. CALCIUM SULFURICUM

Hinter dem großen Namen verbirgt sich der Gips. Er gilt als wichtiges Schleimhautmittel, kommt aber auch in der Leber und Galle vor. Außerdem ist Calcium sulfuricum ein Blutreiniger und hilft bei Kopfschmerzen oder anderen neuralgischen Schmerzen, besonders bei älteren Menschen. Es vermag auch die Blutgerinnung zu fördern (bei Nasenbluten, blauen Flecken und dergleichen). Man wendet es bei Eiterungen und Abszessen, auch bei Blasen- und Nierenentzündungen an.

Auch hier wirken sicher viele planetarische Prinzipien, aber vorherrschend ist doch das merkurische Prinzip, das wir *Merkur als Abendstern* zuordnen.

Beispiel für eine astromedizinische Horoskopdeutung

Die Astrologen sind dafür bekannt, daß fast jeder von ihnen – gleich bei welcher Schule er gelernt hat – seine eigene Methode anwendet, um ein Horoskop zu interpretieren. Das ist gut so! Es kommt auf die Intuition an. Viele Wege führen zum Kern eines Geburtsbildes. Der erste Astrologe geht systematisch vor, der zweite füllt einen Auswertungsbogen aus, der dritte erfaßt intuitiv das momentane Problem, und der vierte benutzt eigens erdachte Punkte. Wenn wir hier trotzdem einen Vorschlag zur Deutung im *astromedizinischen Sinne* machen, dann ist dieser nur als Anregung gedacht. Ich fasse mich deswegen auch kurz und zeige den großen Rahmen anhand von acht Etappen auf:

1. Das Horoskop studieren und einprägen, ohne schon an ein bestimmtes Problem zu denken.
2. Konzentriert die Krankengeschichte anhören oder sie noch einmal nachvollziehen.
3. Den Substanzpunkt bestimmen. Welcher Lebensbereich scheint als wesentlich?
4. Welche Planeten werden über den Substanzpunkt Krankheitsanzeiger?
5. In welchen Häusern stehen diese Planeten?

6. Mit welchen Kräften sind diese Planeten auf welche Art verbunden?
7. Die Entwicklungsphasen anschauen, bevorzugt die, welche von den Krankheitsanzeigern berührt werden.
8. Transite und Direktionen in die Deutung einbeziehen.

Zur Person: Einzelkind. Reiche Erbin, ohne die Fähigkeit, mit dem großen Besitz richtig umgehen zu können. Bewahren hieß die Devise. Dazu Mißtrauen bei Partnerschaften; Angst, wegen des Geldes und nicht wegen der eigenen Persönlichkeit geliebt zu werden.

1. *Das Gesamthoroskop:* Starke innere Kräfte (acht Planeten unter dem Horizont). Lebenskern auf das Du ausgerichtet (Sonne im siebten Haus). Lebensforderungen: optimale Leistungen dienend zu erbringen (Merkur als Lebensforderer, der Planet, der den AS symbolisiert). Zum Dienen geboren, Erfüllung von Pflichten (Merkur im sechsten Haus und im Zeichen Schütze). Die Seele sehr an das Heim gebunden, auch an das Erbe (Mond im vierten Haus). Dabei geheimer Drang, diesem zu entkommen (Mars im vierten Haus im Quadrat zu Pluto im ersten Haus). Doch die Pflichten des Alltags werden sehr ernst genommen (Saturn an der Spitze eines Drachenkopfes, wenn auch in Zerrissenheit zum animalischen Lebenstrieb, (Confinis Saturn zu Neptun im zweiten Haus). Zweifel am Eigenwert (Neptun/Quadrat/Venus im fünften Haus), erfüllte Liebe also auch stets von Angst begleitet. Dabei Stolz, große Ausstrahlung (Jupiter/Trigon/Sonne in Feuerzeichen), aber das Quadrat Sonne/Mond zeigt die Schwierigkeiten, das Bewußte mit dem Unbewußten zu vereinen. Dazu der Uranus (im neunten Haus höchststehend und ideell ausgerichtet) im Quincunx zum Mond, also immer die Sehn-

Name: ♀			ASTRODIENST ZÜRICH
geboren am: **So. 14.12.1919**	Uhrzeit: **15:38**		Postfach, CH-8033 Zürich
in: ,D	GMT/ UT: **14:38**		Typ: **2.ME** Nr: **12708.47-2** Dat: **9.7.80**
L: **13e00'** B: **50n00'**	Sternzt: **20:58:52**		Methode: **MERTZ / AEQUAL**

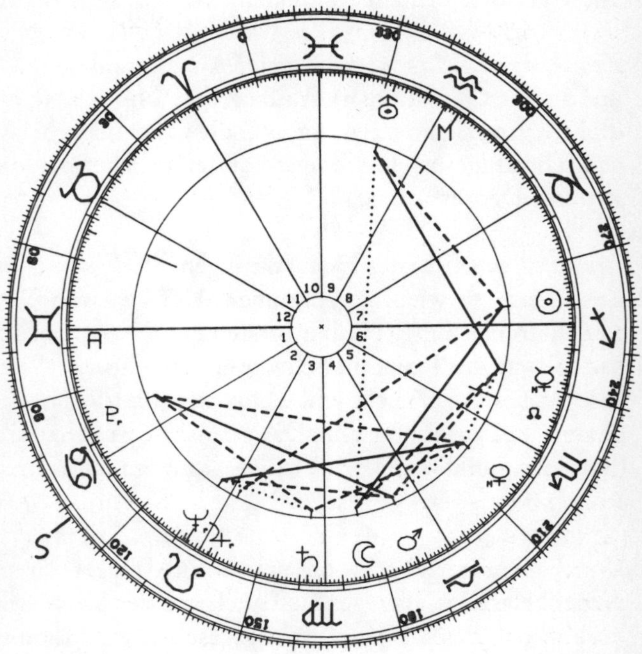

☉ Sonne	♐	21°33'51"
☽ Mond	♍	25°44'13"
☿ Merkur	♐	2° 4'55"
♀ Venus	♏	6° 4' 4"
♂ Mars	♎	7°38'20"
♃ Jupiter	♌	18° 0'13"r
♄ Saturn	♍	11°36'35"
♅ Uranus	♒	28°20'18"
♆ Neptun	♌	11°18' 8"r
♇ Pluto	♋	7° 1'47"r
☊ Mondknoten	♏	23°18'22"r
AC: ♊ 15°49'27"	2:	3:
MC: ♒ 12°15' 0"	11:	12:

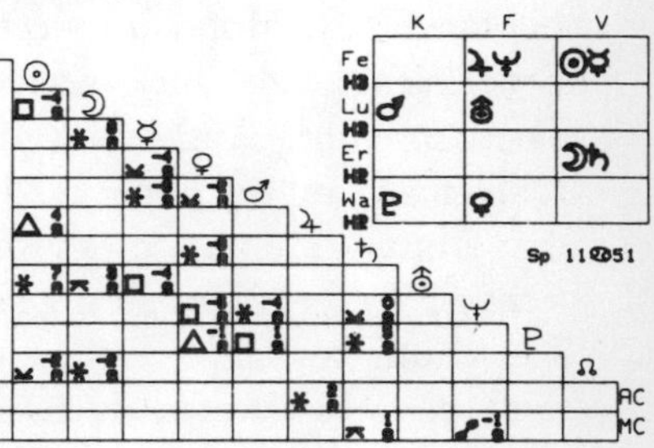

Abbildung 16

sucht, aber auch Angst vor dem Neuen. Das MC im achten Haus zeigt zudem den Drang (und die Gefahr) an, alles ganz besonders tief erfahren zu wollen, und die Angst, unter Verlusten leiden zu müssen (MC Quincunx Saturn).

2. *Krankengeschichte:* Gefahr vieler Augenkrankheiten (Star und andere Operationen). Andauernde Schwäche und Müdigkeit. Kopfschmerzen, dann Galle- und Leberbelastungen. Unruhige Nächte. Angst vor gefährlichen Krankheiten und Depressionen.

3. *Substanzpunkt:* Erstes Haus, die eigene Person wird möglicherweise zu wichtig genommen. Der geheime Wunsch nach Durchsetzung (Pluto im ersten Haus) wird zurückgehalten, was der Patientin Schwierigkeiten bereitet, zu zeigen, was sie wirklich will (Quadrat Pluto/Mars). Das hemmt sie, auszubrechen. Das Seelische ist sehr belastet (Substanzpunkt auf 11° 51′ Löwesektor im Mondzeichen Krebs).

4. *Krankheitsanzeiger:* Mond und Sonne. Sie erklären die Augenbelastung, die eventuell auch auf der Schwierigkeit beruht, daß das Du nicht richtig gesehen wird (Sonne im siebten Haus, Mond im vierten Haus im Quadrat). Das Erbe erscheint als Übel, weil es den idealistischen Blick auf das Du trübt. Angst, ausgenommen zu werden. Dies schlägt sich auf die Leber nieder (Sonne in Schütze). Doch das Trigon zum Jupiter signalisiert hier Hilfe, wenn der richtige Weg zur Entfaltung gefunden wird. Der Mond in Täuschung zu allem Neuen (Quincunx Uranus). Daher fehlt der Mut, mit dem Besitz etwas zu wagen; lieber signalisiert die Seele: Halte, was du hast, riskiere nichts. Dies aber schlägt den Lebensmut nieder.

5. *In welchen Häusern stehen die Krankheitsanzeiger?* Im vierten und siebten Haus, durch ein Quadrat verbunden. Das Du-Streben und das Erbe (das Seelische wie das Materielle bei Mond in Jungfrau) hemmen sich. Hier muß ein Kampf gewagt werden. Kommt die Liebe, muß das Wagnis des Verlustes eingegangen werden. Aber die Seele will sich absichern. – Die Folge wäre eine Zurückhaltung, die erst zur inneren, dann äußeren Sparsamkeit führt. Der Geiz drückt sich schließlich durch Verdauungsprobleme aus. Auch eine reine Früchte- und Gemüsekost konnte nicht helfen. So werden die Leber und die Gallenblase belastet. Der Therapieansatz heißt also: Mut zum Wagnis. (Wir beschränken uns hier auf das Psychosomatische; die rein medizinischen Wege, die mit einem Arzt erarbeitet wurden, sind eine andere Sache.)

6. *Mit welchen Kräften sind diese Planeten verbunden?* Mond mit dem Uranus, wenn auch in einem Täuschungsaspekt, so doch mit der Möglichkeit der Intuition. Die Täuschungen traten ein. Fast jede neue Begegnung wurde sehnsüchtig herbeigewünscht, aber die innere skeptische Erwartung zog eher Schwindler als aufrichtig Liebende an. Und wenn diese erschienen, blieben sie unerkannt. So fraß sich immer mehr Mißtrauen ein. Das Trigon der Sonne zum Jupiter könnte jedoch die Lösung bringen. Vertrauen in das Du über die gemeinsame Entfaltung (auch in Alltagsdingen, Jupiter im dritten Haus), ehe eine feste Bindung eingegangen wird. Über einen Partnerset (siehe mein Buch *Das Grundwissen der Astrologie*) gelang dies auch.

7. *Die Entwicklungsphasen mit in die Deutung einbeziehen:* Mit 25 Jahren, also in der vierten Phase (neuntes und viertes Haus) verlor die Horoskopeignerin durch einen Bom-

benangriff beide Eltern (Uranus im neunten und Mond im vierten Haus). Sie mußte ihnen am Totenbett versprechen, das Erbe zu hüten. Das war 1944. Dieses Erlebnis grub sich tief in das Unbewußte ein. Mit 39 Jahren – also in der sechsten Phase (siebtes und sechstes Haus) – erlebte die Horoskopeignerin eine leidenschaftliche Liebe (1958/59). Doch der Mann wollte stets bestimmen und das Erbe allein vermehren. Dann verschwand er mit einer Jüngeren, was den großen Bruch auslöste. Ein Jahr später trat die erste Augenschwäche auf und auch die ersten Gallenbeschwerden, was aber unbeachtet blieb. Zehn Jahre später, als sie wieder mit einem Mann zusammenleben wollte, wurde die Horoskopeignerin ernstlich krank. Erst nach vier Jahren konnten diese Zusammenhänge geklärt werden, und sie wurde schrittweise gesund. Den Ärzten, denen sie bisher mißtraute, vertraute sie nun. Es geht ihr heute den Umständen entsprechend gesundheitlich recht gut, und sie hat sogar zum erstenmal Freude an ihrem Besitz. Sie tat sich mit einem Jugendfreund zusammen, ohne jedoch zu heiraten. Beide wollen in Würde (so ihre Schützensonnen-Worte) altern.

8. *Transite und Direktionen* mußten hier nicht berücksichtigt werden.

Selbstverständlich habe ich diesen Fall nur grob skizziert. Die Arbeit nahm Wochen in Anspruch, ehe sie etwas fruchtete. Sie war intensiv und von manchem Auf und Ab begleitet. Die Horoskopeignerin lehnte die Astrologie zunächst völlig ab. Erst zwei Freundinnen mußten sie überreden, es doch einmal zu versuchen, denn schaden könne es ja nicht. Später war die Horoskopeignerin fest davon überzeugt, daß ihr die Astrologie wirklich geholfen habe, wieder gesund zu werden. Die zwei behandelnden Ärzte wußten übrigens von der astrologischen Beratung. Der eine war dafür, wenn auch skeptisch lächelnd, der andere war dagegen. Er willigte nur ein, wenn nur ja all seine Verordnungen unbeeinträchtigt blieben, sonst würde er während der Behandlung jeden Kontakt mit der Patientin strikt verbieten. (Zum Schluß kaufte er sich einige Bücher des Autors.)

Sicher kann man auch anders vorgehen – dies wurde schon betont –, auch der Autor hält sich nicht immer an die vorgegebenen acht Stationen. Doch er hat die Erfahrung gemacht, daß ein Gedankengerüst die Intuition unterstützt. Gerade auf dem astromedizinischen Gebiet sollte nichts dem sogenannten Zufall überlassen werden.

Schlußwort

Die Astromedizin vermag dem Patienten beizustehen. Behandeln kann sie ihn nicht. Wer das geringschätzt, der irrt.

Die Astromedizin hilft, die Fallaufnahme zu erleichtern. »Ein gut aufgenommener Fall ist schon halb geheilt«, so urteilte einmal ein Homöopath. Der Patient allein kann dies kaum leisten, es sei denn, er würde sich selbst mit Astrologie beschäftigen und könnte die notwendige objektive Distanz zu sich selbst herstellen.

Es sollte auch klargeworden sein, daß Krankheiten nicht erraten werden dürfen, das wäre Scharlatanerie, selbst wenn es Zufallstreffer gäbe. Die psychosomatische Ursache kann durch nichts schneller und präziser ergründet werden als mit Hilfe der Astrologie, die sich auf das wohl älteste Erfahrungs- und Wissensgut der Menschheit stützt.

Was die Vorbeugung angeht, so sind Zeiten einer starken Gesundheitsbelastung oder einer gebotenen Zurückhaltung durchaus als Tendenz erkennbar – aber keinesfalls als Ereignis vorhersagbar.

Eine bewußte Abwehrhaltung gegenüber Gefahrentendenzen ist allein schon unbeschreiblich viel wert. Hinweise auf gesundheitsschädliche Verhaltensweisen vermag jeder

Laie zu geben, doch astromedizinisch geschulte Astrologen können ihre Hinweise begründen und dadurch den Klienten davor bewahren, Patient zu werden.

Ferner kann der Astrologe vor eventuellen Krisensituationen warnen, wenn sich Menschen in einem nicht sehr guten Zustand befinden und (etwa aus Übereilung oder weil sie etwas unbedingt zwingen wollen) Krisen herbeiführen oder verstärken. Andererseits kann der Astrologe Mut machen, etwas zu wagen, auch wenn die Fragenden in einem tiefen Skeptizismus gefangen sind.

Vor allem aber kann die Wahl gewisser Naturmittel und homöopathischer Arzneien über das Horoskop erleichtert werden. Das gleiche gilt für Vitamine. Wenn auch das Erfahrungswissen hier noch gering ist, schälen sich Tendenzen heraus, die bedacht werden könnten. So wäre etwa das Vitamin A als Sonnenvitamin anzusprechen. Die B-Vitamine gehören dagegen eher zum merkurischen Bereich. Das Vitamin C ist dem Mars, das Vitamin E dem Jupiter zuzurechnen, während die Minerale allem Anschein dem plutonischen, die Spurenelemente dem saturnischen Prinzip angehören. Aber das muß einer späteren Arbeit vorbehalten bleiben.

Entscheidend ist, daß die Astromedizin den Patienten in den Heilungsprozeß aktiv einbezieht. So versteht er den Weg der Krankheit von innen nach außen besser. Diese Methode vermag ungeahnte Kräfte der Selbstheilung zu mobilisieren.

Das Krankheitsgeschehen wird nicht mehr fatalistisch, sondern individuell und persönlich aufgefaßt, und das wirkt unter Umständen stärker als jedes Medikament.

Astrologie beziehungsweise Astromedizin kann dem Menschen bei der Lebensgestaltung, aber auch bei der Gesundheitspflege sehr helfen. Was Paracelsus auf Arzneien bezogen sagte, gilt auch für die Astrologie: »Ein jegliches Ding [also auch die Astrologie] vermag sowohl Remedium [Heilmittel] als auch *Gift* sein. Allein die *Dosis* macht's, ob ein Ding Remedium wird oder Gift.«

Es erscheint wenig sinnvoll, allein mit der Astrologie (Astromedizin) alles bewältigen zu wollen. Man wird nicht davon gesünder, wenn man jeden Tag die Ephemeriden konsultiert. Das Urteil des Heilkundigen hat Vorrang. Seinen Anweisungen ist zu folgen.

Zitieren wir noch einmal Paracelsus im Hinblick auf die beiden Gesundheitsfaktoren: Heilkunde und Astrologie:

»Misce et dilute quantum satis ut fiat Remedium laudabile.« – *Mische und verdünne eine ausreichende Menge, auf daß es ein gutes Heilmittel werde!*

Literaturverzeichnis

DEUTSCHE HOMÖOPATHIE-UNION: Homöopathisches Arzneimittelverzeichnis – Remedia homoeopathica. Karlsruhe 1990.

DEUTSCHE HOMÖOPATHIE-UNION: Homöopathisches Repetitorium. Karlsruhe 1975.

DR. NORBERT ENDERS: Homöopathischer Hausschatz. 2. Aufl. Karl F. Haug Verlag, Heidelberg 1989.

DR. NORBERT ENDERS: Hausapotheke für den homöopathischen Patienten. 3. Aufl. Karl F. Haug Verlag, Heidelberg 1990.

DR. FRIEDRICH FEERHOV: Astrologie als Grundlage der Heilkunst – Medizinische Astrologie. Baumgartner Verlag, Warpke-Billerbeck 1954.

DR. RYKE GEERD HAMER: Krebs – Krankheit der Seele. Amici di Dirk Verlagsgesellschaft, Köln o.J.

MAX HEINDEL mit AUGUSTA FOSS HEINDEL: Astro-Diagnose. Ein Führer zur Heilung. Rosenkreuzer-Gemeinschaft e.V., Darmstadt o.J.

DR. HANS GEORG JAEDICKE: Dr. Schüßlers Biochemie – Eine Volksheilweise. Alwin Fröhlich Verlag, Hamburg 1950.

DR. KARL KIRCHMANN: Biochemielexikon nach Dr. Schüßler. Kirchmann Verlag, Hamburg 1962.

INGRID S. KRAATZ und WULFING VON ROHR: Die richtige Schwingung heilt. Goldmann Verlag, München 1989.

STEPHAN LERMER: Krebs und Psyche. Goldmann Verlag, München 1987.

DR. COLIN B. LESSEL: Handbuch der homöopathischen Gewebesalze. Thorsons Publishing Group, Rochester o.J.

ALPHONSE MAEDER: Wege zur seelischen Heilung. Kindler Verlag, München 1967.

BERND A. MERTZ: Astrologie als Wegweiser. Ebertin Verlag, Freiburg 1984.

BERND A. MERTZ: Die Esoterik in der Astrologie. Verlag Hermann Bauer, Freiburg 1988.

BERND A. MERTZ: Goldmann Handbuch der Astrologie – Horoskope stellen und deuten. Goldmann Verlag, München 1989.

BERND A. MERTZ: Grundlagen der klassischen Astrologie. Goldmann Verlag, München 1989.

BERND A. MERTZ: Das Grundwissen der Astrologie. Persönlichkeit – Lebensplan – Partnerschaft – Zukunft. Ariston Verlag, Genf/München 1990.

BERND A. MERTZ: Das Horoskop – seine Deutung und Bedeutung. 2. Aufl. Ebertin Verlag, Freiburg 1984.

BERND A. MERTZ: Das Horoskop als Entscheidungshilfe. Ebertin Verlag, Freiburg 1986.

BERND A. MERTZ: Psychologische Astrologie, Band III. Ansata-Verlag, Interlaken 1981.

ERIC MEYER (Hrsg.): Das große Handbuch der Homöopathie. Ein Ratgeber für die ganze Familie. Ariston Verlag, Genf/München 1990 (2. Auflage).

ROBERT MICHAEL: Was kränkt, macht krank – Eine Gesundheitsphilosophie. Kindler Verlag, München 1967.

CLAUDIUS PTOLEMÄUS: Tetrabiblos. Linser Verlag, Berlin/Pankow 1923.

Wolfgang Reinicke: Praktische Astrologie. So stellen Sie Ihr Horoskop selbst. Ariston Verlag, Genf/München 1986 (5. Auflage).
Thomas Ring: Tierkreis und menschlicher Organismus. 4. Aufl. Ebertin Verlag, Freiburg 1988.
Ulrich Rückert: Dr. Schüßlers Hausapotheke. Bastei-Lübbe, Bergisch Gladbach 1987.
Heinz Artur Strauss: Der astrologische Gedanke in der deutschen Vergangenheit. R. Oldenbourg Verlag, München/Berlin 1926.
G. W. Surya und Sindbad: Astrologie und Medizin. Karl Rohm Verlag, Lorch 1933 (6. Aufl. 1980).
Georgos Vithoulkas: Medizin der Zukunft – Homöopathie. 3. Aufl. Georg Wenderoth Verlag, Kassel 1979.
Edward C. Whitmont: Psyche und Substanz – Essays zur Homöopathie im Lichte der Psychologie C. G. Jungs. Ulrich Burgdorf Verlag, Göttingen 1988.
Dr. Helmut Wisgrill: Astromedizin. Selbstverlag. Breitenberg o.J.

Die Horoskope wurden von *Astrodienst* (Zürich) erstellt. Die Abbildung 2 wurde dem Buch *Astrologie und Gesundheit* von G. W. Surya und Sindbad entnommen, Abbildung 4 dem Buch *Der astrologische Gedanke in der deutschen Vergangenheit* von H. A. Strauss.

Erklärung astrologischer Fachausdrücke

Aspekte

Konstellationen von Sonne, Mond und Planeten; Winkel der Planeten zueinander, von der Erde aus gesehen. Die Winkelangabe wird meist in Längengraden (in Graden des Tierkreises) ausgedrückt.

Aspekte, die im Laufe der Geschichte benutzt wurden

0 oder 360 Grad	– Konjunktion
30 oder 330 Grad	– Semisextil oder Confinis
36 oder 324 Grad	– Semiquintil oder Dezil
40 oder 320 Grad	– Nonagon
45 oder 315 Grad	– Semiquadrat
51 oder 309 Grad	– Septil
60 oder 300 Grad	– Sextil
72 oder 288 Grad	– Quintil
90 oder 270 Grad	– Quadrat
103 oder 257 Grad	– Biseptil
108 oder 252 Grad	– Tredezil
120 oder 240 Grad	– Trigon
135 oder 225 Grad	– Sesquiquadrat
144 oder 216 Grad	– Biquintil
150 oder 210 Grad	– Quincunx
154 oder 206 Grad	– Triseptil
180 Grad	– Opposition

Aszendent

Aufgehender Punkt des Osthorizonts; der Grad des Tierkreizeichens, der zum Zeitpunkt der Geburt am östlichen Horizont aufsteigt. Der Aszendent ist ein sehr individuelles Merkmal des Horoskops, und seine Kenntnis ist neben der des persönlichen Tierkreiszeichens für astrologische Aussagen unentbehrlich.

Confinis

Zwölftelschein, ein Aspekt mit einem Winkel von 30 oder 330 Grad (auch: Semi- oder Halbsextil).

Deszendent

Derjenige Punkt der Ekliptik, der bei Geburtsort und -zeit gerade am Westhorizont untergeht; untergehender Punkt des Westhorizonts.

Direktion

Basis aller wichtigen astrologischen Prognosen. Anhand der Konstellationen am Himmelszelt am Tage der Geburt werden die Ereignisse für das gesamte zukünftige Leben vorausgesagt. Bei den astrologischen Rechenvorgängen unterscheidet man zwischen Primär- und Sekundärdirektionen.

Drachenkopf

Einer der besonders wirksamen Knotenpunkte (Drachenpunkte) der Mondbahn, an dem der von Süden kommende Mond die Ekliptik in Richtung Norden überschreitet; gilt als Entfaltungssymbol.

Drachenschwanz

Einer der besonders wirksamen Knotenpunkte (Drachenpunkte) der Mondbahn, an dem der von Norden kommende

Mond die Ekliptik in Richtung Süden überschreitet. Gilt als Verwurzelungssymbol.

Ephemeriden
Gestirnstandstabellen, die die vorausberechneten täglichen Bewegungen der Gestirne auflisten und die zur Positionsbestimmung der Planeten gebraucht werden.

Geburtsherrscher
Die Gestirne, die direkt am Aszendenten stehen und somit Persönlichkeit und Schicksalsverlauf wesentlich mitbestimmen, können als Geburtsgebieter oder Geburtsherrscher bezeichnet werden.

Himmelsmitte
(*Medium coeli*, MC) Himmelsmitte, höchststehender Südpunkt im Horoskop.

Himmelstiefe
(*Imum coeli*, IC) Mittelpunkt, tiefststehender Nordpunkt im Horoskop.

Horizont
Leicht gerundete Linie, die die optische Grenze zwischen Himmel und Erde darstellt. Der natürliche Horizont verkörpert die Grenzlinie zwischen Himmel und Erde.

Horoskop
Die Aufzeichnung (Himmelskarte) von Gestirnkonstellationen, bezogen auf einen bestimmten Ort, zu einer bestimmten Zeit und auf ein bestimmtes Ereignis (meist die Geburt), um anhand der sich ergebenden Daten Prognosen über Charakter und Zukunft erstellen zu können.

Hyleg
Der Planet oder Ort am Himmel, der über das Leben eines Menschen entscheiden sollte. Gilt heute als antiquiert.

Konjunktion
Zusammenschein; ein Aspekt, bei dem die Gestirne die gleiche Länge auf der Ekliptik haben (0 oder 360 Grad): je nach deren Prägung wird das Zusammenspiel der Kräfte beurteilt.

Opposition
Der Moment, in dem ein Planet von einem anderen 180 Grad entfernt ist.

Progression
Sekundäre Direktion (siehe Direktion).

Quadrant
Viertelkreis.

Quadratur
Viertelschein; ein Aspekt, bei dem die Gestirne einen Winkel von 90 oder 270 Grad haben.

Qincunx
Fünfzwölftelschein; ein Aspekt mit einem Winkel von 150 oder 210 Grad.

Radix-Horoskop
(*Radix* = lateinisch: für Wurzel) Geburtshoroskop: Berechnung nach der genauen Geburtszeit und dem Geburtsort.

Sextil

Sechstelschein; ein Aspekt mit einem Winkel von 60 oder 300 Grad.

Transite

Schnittstellen der laufenden Planetenbewegungen über die als feststehend gedachten Orte der Planeten und der rechnerischen Punkte des Geburtsbildes. Mit den Transiten kann man hemmende oder fördernde Einflüsse bestimmen; die Zeitdauer eines Transits kann erheblich schwanken.

Trigon

Drittelschein; ein Aspekt mit einem Winkel von 120 oder 240 Grad.

Register

M

N

O

P

HEYNE
BÜCHER

Von **Bernd A. Mertz** sind als **HEYNE-TASCHENBUCH** erschienen:

Das Grundwissen der Astrologie · Band 08/9447
Folgt dem Stern — Die Astrologie der Bibel · Band 08/9652